U0712311

彭力平骨伤实践录

彭力平　主编

全国百佳图书出版单位
中国中医药出版社
·北京·

图书在版编目（CIP）数据

彭力平骨伤实践录 / 彭力平主编 .—北京：中国中医药出版社，2021.8
ISBN 978 – 7 – 5132 – 7015 – 1

Ⅰ.①彭… Ⅱ.①彭… Ⅲ.①中医伤科学—中医临床—经验—
中国—现代 Ⅳ.① R274

中国版本图书馆 CIP 数据核字（2021）第 107920 号

中国中医药出版社出版

北京经济技术开发区科创十三街 31 号院二区 8 号楼
邮政编码 100176
传真 010-64405721
廊坊市晶艺印务有限公司印刷
各地新华书店经销

开本 710×1000 1/16 印张 13.25 彩插 0.5 字数 194 千字
2021 年 8 月第 1 版 2021 年 8 月第 1 次印刷
书号 ISBN 978 – 7 – 5132 – 7015 – 1

定价 52.00 元
网址 www.cptcm.com

服 务 热 线 010-64405720
购 书 热 线 010-89535836
维 权 打 假 010-64405753

微信服务号 zgzyycbs
微商城网址 https://kdt.im/LIdUGr
官 方 微 博 http://e.weibo.com/cptcm
天猫旗舰店网址 https://zgzyycbs.tmall.com

如有印装质量问题请与本社出版部联系（010-64405510）

编写人员名单

主　编　彭力平

副主编　肖　伟　　陈浩雄　　杨洪杰　　姚志城

编　委（以姓氏笔画为序）

马笃军　　朱春城　　李　媛　　杨洪杰

肖　伟　　陈　达　　陈浩雄　　胡烈奎

姚志城　　彭力平　　裴军宇　　廖州伟

学术秘书　李　媛　　胡烈奎

内容提要

　　本书为广东省名中医彭力平先生关于临床经验与学术研究的专著。首章以彭力平先生简短的学医经历开篇，展现了彭力平先生严谨的治学态度与鲜明的学术观点。第二章列述了彭力平先生发表的代表性学术著作与文章。第三、四、五章则从临床经验、特色疗法、效验方药角度，分别介绍了彭力平先生对于骨伤治疗方法的研究与创新，以翔实的研究数据，展现了正骨手法、外固定技术、中药外治法的效果；通过临床及实验研究，展现了其带领团队创制的经验方六味骨痹汤、消瘀散等内服、外治所取得的良好效果。本书文字精练，内容实用，辅以病案解读，图文并茂，对于中医骨伤科工作者来说可谓是一部开卷有益的实用参考书，其他医学临床及基础研究相关工作者也可阅读参考。

前　言

　　大学毕业时，同学们互相勉励，要为社会努力工作35年。2017年底，我到退休年龄，刚好从事中医工作35年，真可谓光阴似箭。我拜读了一些中医名家经验的专著，很有收获，受到不少启发，同时，深感自己学识有限，差距不小。近来，我所承担的一项工作——广东省名中医传承工作室，以及深圳市中医药学会，都提出要我尽早完成从业经验的总结并予以出版。确实，为人民健康和中医药事业奋斗几十年，应该好好加以总结，有些经历、经验拿出来分享，对后来者或能有些许启示、借鉴。

　　我一直认为，中医骨伤科的病种优势主要是骨伤和脊柱退行性疾病，在治疗技术方面主要是手法与中药外用，我这些年关注和探索的重点也主要集中在这些方面。本书将自己的临床经验和研究结果按病种分为骨折、脱位、腰痹、骨痹、其他伤病五个方面，按疗法分为正骨手法、体外固定、中药外治三个方面，进行了简要、系统的总结。书中用少量的篇幅对自己的学医历程、主要著述、效验方药、师承发展等做了一些介绍。

　　本书许多编写工作是由我的同事、学生们帮助我完成。图文编辑和校对，由李媛、胡烈奎医生负责组织，他们做了许多琐碎而细致的工作。第一章、第三章第五节由我执笔；第二章由李媛编写；第三章第一、二节，第四章第一节由杨洪杰编写；第三章第三节由朱春城编写；第三章第四节由陈达编写；第四章第二节由马笃军编写；第四章第三节由廖州伟编写；第五章由裴军宇编写；附录由杨洪杰、肖伟、陈浩雄、姚志城等几位同志编写。在此，我对各位编委的认真工作深表感谢。同时，由衷地感谢广东省中医药管理局、深圳市中医药学会、深圳市中医院为此书的编写和出版给予的大力支持。

　　本书如果能对您的学习、工作有所裨益，我将荣幸之至！

彭力平

2021年春于深圳

目　录

第一章

学医历程

第一节 学医经历

一、成为一名大学生

1976 年夏天，我高中毕业了，随后加入了"知识青年上山下乡"的队伍，来到湖南省西洞庭农场做了一名农业工人。1977 年底，我幸运地参加了已停办 11 年的高考，被湖南中医学院中医系中医专业录取，开始了五年的校园学习生活。

入校后，我下决心刻苦学习，要把以前耽误的时间给夺回来。不久，我却发现，自己真还不是最勤奋的那一拨。那时候，大家功课考 90 分都不会觉得满意，记得年级第一名的平均成绩居然超过了 98 分！

在《医古文》这门课程中，我们不但学习了中华民族古代的优美文章，还读到了不少医学名篇，其中，孙思邈在《备急千金要方·大医精诚》中"博及医源，精勤不倦"的名言，至今都是我学习的座右铭。

二、在实践中自学

参加工作后，很快就感到在学校里学习到的东西不够用，在临床上还有许多问题难以解决，这使我体会到，医师是一个需要终生学习的职业，知识的更新就像人体的新陈代谢一样迫切。每过几年，我都会购买一套新版的中、西医专业基础教材和专科著作填补进我的书柜。我坚持每日自学，有些专著能做到逐字读完，甚至反复通读。那时，医院、学校的图书馆都是我经常去的地方。刚进入网络电子书刊阅读时代的时候，单位还没有购买阅读服务，我就自己购网卡上网读书，不但省下了跑图书馆的时间，还提高了阅读效率和质量。

1998 年，电脑开始进入人们的视野，许多人觉得这不过是一台电子打字机,而我则预感到,纸质传媒已经开始向电子传媒发展了,必须尽快掌握电脑操作技能。这一年年底,我参加了电脑操作学习班,自己也攒了一台高配置的电脑,并购置了彩色打印机。后来又对网络技术、新操作系统、幻灯制作软件等进行了较深入的学习,终于掌握了较为完整的计算机和网络知识,学习效率和相关工作水平得到了大幅度的提高。

"三人行,必有我师焉",在向书本学习的同时,我还注意向老师、同事们学习,对他人遇到的困难或挫折,我也认真思考总结,汲取其中有益的教训。我还注意向患者了解他们的患病感受、治疗反应、诊疗过程,注重他们提出的体会和建议等。

在努力学习自己所从事领域的专业知识和技能的同时,我对相邻学科也保持着一定的关注,例如应用解剖、显微镜使用、3D 打印、生物力学、设备研制等,希望能对自己的专业发展有所帮助。

长此以往,读书成了我的一种习惯和需要,即使是退休之后,我还会每日坐在书桌前"吸养"。我深深体会到,广泛阅读是积累知识、提高修养的重要途径。我们常把知识比喻为海洋,我想,在浩瀚的"海洋"里航行,最重要的是要有追求理想的"罗盘"。

三、参加研究生班

一开始,自己对考研并不太重视,但随着时间的推移、形势的发展,政府、单位对职工的科研能力提高越来越重视,自己想要提高学历的想法慢慢浮现。参加工作近十年后,我报名参加国家教委批准的在职研究生班,可惜因为种种原因,研究生班后来被取消了。1999 年,我再次报名参加了研究生课程进修班,终于通过了考试,拿到了结业证。两次的学习班学习,使我的科研观念、能力(尤其是项目捕捉能力)和水平有了显著的提高,对临床工作的提升及创造性思维的培养效果非常显著。

四、临床进修

参加工作一段时间以后，我不满足现有的知识和能力，想走出去看一看，想到著名学府去进修深造。1997年，我终于有机会外出临床进修。根据科室发展的需要，我选择了颈椎外科，有幸到国内颈椎外科最著名的北京医科大学第三临床学院骨科进修。此次进修，使我的颈椎外科临床水平有了大幅度的提高，尤其是该院相关病种的规范化诊疗体系给我留下了深刻的印象，对我以后的医疗工作影响颇深。

五、回炉拜师

1999年，湖南省卫生厅中医药管理局举办了"湖南省中医药跨世纪人才学习班"，旨在为全省培养一批中医学科骨干。学习班的内容包括了中医经典、基础、临床等课程以及跟师学徒实践，共需脱产学习3年。我参加了选拔考试并被顺利录取。为了保证科室工作的正常运转，我是半脱产参加的学习。对一些重要的课程我重点听课，其余的课程努力自学，经过不懈的努力，终于在2002年完成了全部学业并顺利结业。在参加该学习班进入临床实习阶段时，湖南省中医药管理局要求以师承的方式学习，我选择了拜全国著名中西医结合专家、湖南省名中医、湖南医科大学孙材江教授为师。

导师孙材江教授在中西医结合临床上一直恪守骨伤科中西结合的十六字原则——"能中不西、先中后西、筋骨并重、中西结合"。受导师的教诲，走中西结合的道路、推行内外兼治成为了我的两个重要学术观点，对我之后的行医模式影响很大。在跟随孙材江教授的师承学习的过程中，我不但学到了许多宝贵的临床经验，还见识到导师严谨的学风、一心为患者着想的作风。

有一次，我撰写了一篇西医内容的论文，待我将稿件送到孙材江导师那里讨教时，导师当即提醒我说，"你始终都不要忘了你是一名中医人，应当以中医工作为重、为荣，即便在西医专业刊物上发表了文章，也不一定能为自己的学术水平增色"。导师的这番话使我恍然大悟，此后，我坚持在临床、科研、教学中以中医工作为要务，并向患者承诺和践行"能中医、不西医，重外治、少服药，先手法、慎手术"的临床实践原则。

为了让骨伤科中西结合成果能够得到广泛应用，我在导师孙材江教授的带领、指导下，组织编写了《现代中西医结合实用骨伤科手册》，十年间出版了3个版次，发行了5万多册，在行业内形成了一定的影响。后来，我跟随导师一起，组织业内专家们编写出版了国内第一部骨内科学专著——《实用骨内科学》，意在提倡骨伤科医生，在掌握手术治疗理论与技术的同时，要为更多的适宜非手术治疗的患者提供更好的治疗。

六、重温经典

立志做好中医的本职工作，不单单是要"心动"，还得付诸行动。

在不断学习的职业生涯中，我还注意不断加强对中医理论的学习。在深圳工作期间，我多次参加市卫生健康委员会中医处组织的中医经典学习班。通过重温中医经典，使我对经典著作的掌握、运用得到了进一步的深化和系统化。我一方面收集"四大经典"中与骨伤科相关条文进行归类学习；另一方面有计划地阅读了骨伤科专科的经典专著，例如《仙授理伤续断秘方》《永类钤方》《世医得效方》《回回药方》《正体类要》《医宗金鉴·正骨心法要旨》《伤科补要》等。

反复温习与研读，对我发掘前人的传统疗法、吸取前人诊疗疾病的智慧，以及对后来的临床经验传承工作等，都起到了很大的促进作用。在开展新技术和科研项目时，我基本上都能从古典著作中找到灵感。例如，《回回药方》中的垫枕治疗胸腰椎骨折的内容，启发我研制成功了"胸腰椎压缩性骨折复位床托"，并在临床中广泛应用，收到了良好的疗效。

第二节 学术观点

最近十几年，我逐渐形成了自己的一些学术特点，回顾、总结了一下，主线条有三个方面：中医与西医必须结合；外治与内治必须兼顾；继承与创新必须并举。之所以冠以"必须"两字，是想强调两者间联系的必要性和方向性。

一、中医与西医必须结合

（一）认识与主张

从医政管理的层面上说，骨伤科的疾病诊断名称中，中、西医病名诊断的重合率高达90%以上；从治疗方法上，中西医的重合率也超过50%。在医政主管部门对中医所要求的中医、西医双重诊断，允许手术和开处西药的背景下，中医必须学习西医，必须中西结合，否则，很难开展正常的医疗工作。

从现实存在的视角来看，几乎所有的综合性医院（包括中医院）都有中药房、西药房，都有手术室、石膏室（现在多称整复固定室）；几乎每一名骨伤科医生都在从事中医、西医的诊疗工作（只是比重不同罢了）。如此关联紧密的两个学科，甚至是同一名医师所实施的两种疗法，怎么能不需要协调配合呢？

当然，中西医结合的目的是中西医优势互补、扬长避短、相辅相成、提高疗效，更好地为人民健康服务。其任务是要深刻理解中西医的基本理论，继承和发扬中西医的长处，使疗效超越单一疗法的疗效，从而争取创立一个新的学科。

总体说来，国家近年来的政策，就是坚持中西医并重，坚持推动中医药和西医药相互补充、协调发展的理念，也就是以往所说的中西医结合。

我们期望的"结合"目标，就不单是取长补短，协调发展，而更应是你中有我、我中有你的有机相融的境地，是能够产生叠加效应的技术体系。

（二）体会与实践

1. 体会 作为一种救治伤病的有效方法，骨伤科医生应当掌握好手术疗法，但是又不可过度偏废：过度手术、忌惮手术都是不可取的。中医骨伤科的优势是正骨手法、夹板固定等，应当在这方面多下功夫、彰显特色。

就药物治疗而言，许多中药的疗效是比较突出的，甚至完全能够媲美同类西药，而且，中药的副作用一般比西药（如非甾体类药物、降尿酸药物等）要小许多。同时，中药外治的消肿止痛作用也是具有一定优势的。

作为一名中医师，在实施中西结合的诊疗时，应当接纳西医的诊疗技术，但是更应当保持自己的特性，在制订治疗计划时，必须是"能中不西，先中后西"，时时都不能忘记自己的本职工作。近期，深圳市在全国率先开设的"纯中医治疗医院"或许就是政府对"能中不西"的一种要求、尝试、示范和体现吧！

2. 实践 为了总结和规范、推广骨伤科中西医结合的成果，1998年开始，作为主编，我撰写出版了《现代中西医结合实用骨伤科手册》（先后3次再版）；作为副主编，参与了《中西医结合骨伤科学》7年制教材的编写。至今我还在担任广东省中西医结合学会骨伤科专业委员会的副主任委员，积极开展一些中西结合的专科学术活动。

在临床治疗中，我一直努力践行这一思想：不同的疾病（甚至不同的阶段、不同的类型、不同的患者）要注意实施与之相适应的不同治疗法。例如，骨痹治疗的疗程长、难度大，我遵循"阶梯疗法"，三期及其以下者施行中医药治疗，如果相应疗程结束后治疗效果不明显，则同时使用西药［发作期使用醋氯芬酸、慢性期使用硫酸氨基葡萄糖及硫酸软骨素口服，或（和）关节注射透明质酸钠或复方倍他米松］；四期患者主要考虑手术治疗（人工关节置换等）。治疗痛风性关节炎时，急性期中药的疗效与西药相当，但西药的副作用较为严重，我通常首先使用中成药"痛风定"或"清痹汤"（详见第五章第一节）口服、外敷双柏散，如果 2 日内无效，则加用非甾体类药物口服。这样的先中后西的序贯治疗安排，既保证了治疗效果，又最大限度地避免了副作用的产生，使患者在两套治疗体系的交相护航下，健康受益得到了最大化。

二、外治与内治必须兼顾

（一）认识与主张

骨伤科的"外治"经常被认为就是手术疗法，甚至存在一种倾向，认为手术治疗是治疗骨科疾病的唯一手段，手术水平是衡量一名骨伤科医生业务水平的最重要指标。的确，手术是骨伤科的一项重要治疗技术。曾经，我也和大多数医生一样热衷于手术，实施术种较为丰富，患者年龄跨度也很大，但随着手术量的积累、手术技能的成熟，我渐渐发现手术疗法对于某些疾病的治疗还是存在一定的局限性，比如手术创伤大、患者恢复慢、容易出现并发症等，慢慢地我开始对非手术疗法日益重视，对手术的依赖程度逐渐减小。在指导和培养年轻医生不断成才后，我的工作重点逐步向把控手术指征、实施高级别手术、开展指导手术、提高手术质量、引进新技术的方向转化，我的观点就是——"做好该做的手术"。

许多学科的治疗分为手术治疗和非手术治疗两大类，有的学科已经完成了学科细分，例如神经内科与神经外科、泌尿内科与泌尿外科等。在骨伤科则基本上还没有细分为骨外科和骨内科的情况下，骨伤科的治疗必然包括了手术与非手术两类疗法，骨伤科医生必须能够掌握和运用这两类疗法，更何况，适合"骨内科"手段（即非手术疗法，又俗称"保守疗法"）的患者居多。非手术治疗毕竟是应当更多使用的疗法，著名骨科专家 Charnley 曾经说，"手术是技术，非手术疗法是更高的技术"，我们没有任何理由轻视甚至放弃非手术疗法。

随着社会的发展，人类的疾病谱在发生不小的变化，创伤性疾病在逐渐减少，劳损性、退变性疾病在急剧增加。因此，需要进行手术、手法治疗的患者越来越少，我们必须适应这种变化。中医骨伤科是一门历史悠久的学科，在非手术治疗方面有着深厚的底蕴和系统的疗法并有良好的疗效。作为一名中医骨伤科医生，更应该继承和发扬非手术疗法的专长，而没有理由自断臂膀，更不应该辜负群众对我们发扬中医特色的期望。

（二）体会与实践

1. 体会 在二十多年前，孙材江教授就提醒我，不应将非手术疗法称为"保守疗法"，千万不能将这两种名称相提并论。经过无数的非手术治疗实践之后，我越来越体会到这样做的必要性。"保守疗法"的定义本身就比较模糊，还可以被人理解为姑息治疗、维持疗法等，有用词不当之虞；与"保守"对应的词汇是"积极"，如果一定要将非手术疗法称为保守疗法，那么，面对手术疗法的风险性，我们是不宜将手术疗法称为"积极疗法"的；"保守"的称呼容易产生误导，可能会让患者失去信心、让医生消极对待。

2. 实践 为了对骨内科的理论与经验进行阐发，使骨科医师能够对骨内科有更深的认识，使我们能够用"内外结合"的双手造福人类，我与我的导师、全国著名的骨内科专家孙材江教授一起，编撰了国内第一部适合全年龄段患者的骨内科学专著——《实用骨内科学》。这本专著使得骨伤科的非手术疗法被提到了一个新的认识高度，最重要的是，得到了业内更多的关注和重视，患者享受到了多元化的服务，健康得到了切实的保障。

为了探索骨伤科的中药外治新配方、新剂型，我总结和调制了系列中药外用方剂，例如消瘀散、解毒散、牛膝醇提液等，所涉及的剂型包括散剂、巴布剂、涂抹剂、酊剂等。系列外用药制剂的研制成功，使得临床医生一直期盼的外用药的辨证施治、辨病施治有了可操作性，疗效也有了大幅的提高。

为了弘扬骨伤科的特色治疗方法，几年前，我与湖南中医药大学的熊辉教授一起，组织国内一些专家编写了《骨伤科疾病中医特色疗法》，对骨伤科的非手术治疗技术进行了全面总结和诠释。

三、传承与创新必须并举

（一）认识与主张

在 2019 年 10 月 25 日举行的全国中医药大会上，习近平主席对中医药工作做出重要指示，强调"要遵循中医药发展规律，传承精华，守正创新，加快推进中医药现代化、产业化，坚持中西医并重，推动中医药和西医药相互补充、协调发展，推动中医药事业和产业高质量发展，推动中医药走向世界，充分发挥中医药防病治病的独特优势和作用，为建设健康中国、实现中华民族伟大复兴的中国梦贡献力量。"这个会议从国家政策的层面，确定了中医药发展的路径，那就是"传承精华、守正创新"，并且将中医药的发展与国家目标紧密联系起来。

继承与守正的区别，在于继承不是盲目的继承。过往的认识是有糟粕的，哪怕是权威的东西，也会有瑕疵良莠；守正则是强调要从传统的事物中取其精华，循其正义。

骨伤科的治疗方法在明、清时代就已经比较完善了，其中对创伤的治疗方法则在更早的唐代就已经奠定了基础。悠久的历史在带给我们自豪的同时，也容易束缚我们的手足，导致一千多年来中医治疗方法变化不大。从科学的观点来看，一成不变的东西是没有生命力的。

创新是一个国家和民族的灵魂和希望，发展才是硬道理。对于中医药事业的发展方向，"传承精华，守正创新"，就是要求在传承的基础上加以创新。其实，中医也一直在创新（例如青蒿素、丹参滴丸、速效救心丸等现代产品的研发成功），也只有创新的中医才有希望。

（二）体会与实践

在熟练掌握了骨伤科疾病的诊疗知识和技术后，我开始结合临床观察、动物实验来研究和开展新技术。近二十多年，在继承传统、保持特色的基础上，我开始尝试中医诊疗方法的创新，先后获得与治疗技术有关的国家发明专利 4 项（消瘀散、六味骨痹汤、夹板恒力扎带、骨折脱位手法复位模型）和实用新型专利 1 项（胸腰椎骨折复位床托）。

小夹板固定骨折，是中医骨伤科独具特色的疗法，但临床应用每况愈下。外部原因是石膏固定产品的更新换代迅速，石膏的使用更加方便、快捷、有效，大有取代小夹板之势。而小夹板几十年来没有明显改良，还是用杉树皮、柳木板，新一点的材料是泡沫铝条板，这些产品的力学性能不够满意，固定效果不尽如人意，操作起来也不够方便，还要担心扎带过紧导致严重并发症等，妨碍了小夹板的广泛使用。其实，在科学技术高度发展的今天，这些障碍都是不难克服的。在这种思路带领下，我对小夹板的材料及其恒力扎带进行了多项研究，研发了新的产品，目前还在开展进一步的研究和开发。

中医治疗骨痹（骨关节炎）有一定的优势，但多集中在缓解症状（治标）的层面，而在控制复发（治本）的疗效上就不太满意。根据文献总结和临床经验，我认为，牛膝修复关节软骨的作用，是其补肝强筋作用的一种体现。为此，我开展了牛膝治疗骨痹的系列实验研究，多角度、多层面探讨药效和机制，并且在临床上开展了牛膝醇提液透药、"六味骨痹丸"口服治疗骨痹的研究。虽然以上研究取得了初步成效，但仍然还没有超过同类西药的疗效，怎样提高其药效并成功开发新产品，是我目前正在开展的工作。

中医的继承和发展不可偏废，应当两者兼顾，有机相融。我认为，在创新时应当把握好以下几点：在选题上，应当继承传统，突出特色；在方法上，应当吸收、利用现代科技知识和手段，提倡微创技术；在方向上，应当不断创新提高并强化规范化理念。

第二章

著作与论文

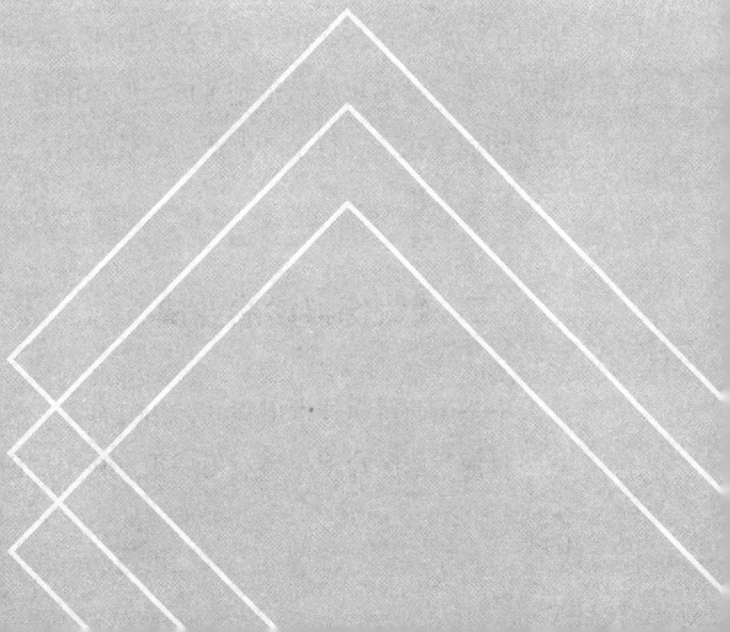

第一节　主要著作

按照出版时间顺序，介绍笔者主编的 4 部（6 册）著作。

一、《现代中西医结合实用骨伤科手册》

——湖南科学技术出版社，1998 年、2003 年、2008 年

中西医结合是符合我国国情、具有中国特色的新医学体系，中西医结合骨伤科因其独特的科学理论和令人信服的临床疗效，深受医务工作者和广大患者的欢迎。为了汇集、反映中西医结合骨伤科的理论、经验和成果，以适应骨科事业普及、发展的需要，笔者和孙材江教授组织各地骨伤科临床工作者，编写了这本《现代中西医结合实用骨伤科手册》，于 1998 年由湖南科学技术出版社出版（第　版）。这本书介绍了中西医结合治疗骨伤科疾病的常见诊疗技术，病种全面，编写规范。随后，为了及时反映本专业的新理论、新技术，贯彻国家的有关新规定、新规范，本书又相继做了修正、补充、完善，重编之后又先后刊出了第二、第三版。

本书条目完整、具体，有较高的实用价值和可读性，为基层医务人员提供了一本新颖、实用、规范的工具书，亦可作为医学院校高年级学生的课外读本。本书出版后得到了广大同道的认同，其中仅第一版在出版 4 年内就印刷 5 次，发行了 2 万册，对促进中西医结合骨伤科事业的发展起到了一定的作用。

二、《骨伤科诊治要诀》

——山西科学技术出版社，2001 年

目前我国医疗卫生事业发展重点在于"面向基层，面向农村，面向社

区"，为完善中医临床各科的证治体系的构建，加强对基层医务人员的宣传与推广，山西科学技术出版社组织专家编写了一套《中医诊治要诀》丛书，《骨伤科诊治要诀》就是6本分册中的一本。

《骨伤科诊治要诀》由笔者和李玄教授主编，"临证要诀"这一条目是本书的特色与创新之处，内容包括各病种的主要诊断依据、手法要诀、固定技巧、练功的特殊宜忌、用药指征或特色、特殊治法、名家方技、独特心得及有意义的调摄宜忌等诊治诀窍。

这一新颖的编写方法，突出了重点，便于读者快速掌握，是初、中级医务人员、实习医生及自学中医爱好者等学习中医骨伤科知识的一本很好的快捷读本，促进了骨伤科专业知识和技能的快速普及和推广。

三、《实用骨内科学》

——人民军医出版社，2008年

长期以来，骨科始终保持单纯的"骨外科"建制，许多骨科医师习惯于单纯依赖手术进行治疗，而对大多数不能或不适宜于手术的骨科伤病则不够重视。事实上，随着科学的发展，非手术治疗方法层出不穷，疗效不断提高，大部分骨科疾病已不需手术解决，非手术治疗领域还有更为广阔的前景。

为了促进骨科事业的发展，提高骨科防治伤病的水平，以适应广大骨科患者的需求，应从"改革"的高度着眼，并从体制上的改变着手，尽早尽快地建立和发展骨内科。

不少学者在这方面已经做了一些探索，但骨内科尚未形成成熟体系，当时也没有较为完善的骨内科学专著作为指导。为此，笔者和孙材江教授编写了《实用骨内科学》一书，总结、完善了骨内科的理论和诊疗技术，是当时国内第一部从理论到实践，系统介绍骨内科学的专著。

"骨内科"的理论由孙材江教授在全国最早提出，其范畴是：骨科领域中暂不能或不需要手术（不包括少数检查诊断性技术及微创手术）治疗及其他相关临床专科领域中的伤病防治。本书阐明了建立和发展骨内科学的意义,有关基础、临床学科的关系及其主要相关内容;分章节对近百种骨科伤病进行系统阐述;突出骨内科的诊疗原则和具体方法,注意与手术的协同治疗作用(包括手术适应证、围手术期处理),重视预防与康复,并对研究进展做了简要的概括。适于骨伤科医师、基层全科医师和医学院校师生阅读参考。之后,国内又陆续出版了几本骨内科学专著,在全国十几个省市开办了骨内科专科。可见,这本著作对给予骨内科学的临床指导、促进骨内科的建立起到了良好的作用。

四、《骨伤科疾病中医特色疗法》

——人民卫生出版社,2017 年

随着中医药事业在各个领域的长足进步,各种行之有效的特色治疗方法愈来愈受到人们的关注,为此,深圳市中医药学会及深圳市中医院聘请全国各地知名中医药专家集体编著了《临床常见病中医特色疗法丛书》,对临床各科中医特色疗法展开阐述,其间既有全国各地已被中医学界公认的临床防治各科疾病的有效成果,亦有广东以及深圳地方特色的治疗经验。

《骨伤科疾病中医特色疗法》是本套丛书的一个分册,由笔者、熊辉教授主编。本书挑选了骨伤科临床常见的 50 个中医特色治疗效果突出的病种,每一个疾病分为病因病机、临床表现、辅助检查、诊断与鉴别诊断、治疗、特色疗法述评、主要参考文献等几部分进行介绍。本书偏重实际操作,其中重点突出了"特色疗法述评"部分:特色疗法注意收集名家经验和作者的创新实践;而述评则对中医中药的临床运用状况、特色之处、中西医各自特点、中医及中西医结合优势等方面进行述评和比较,对各疗法之间的差异进行了详尽阐述和客观评价,方便读者理解和选用。

这本书为广大中医师及西学中医师采用特色疗法治疗伤病提供了诠释和引导,有助于引起和激发中医药工作者对中医特色疗法的关注和热情。

第二节　代表论文

本节从笔者发表的一百余篇论文中选取了有代表性的论文 6 篇，主要体现了在临床中较为关注的几个领域的临床经验与研究成果，对其写作背景及意义、发现与思考梳理如下，也反映了"继承与创新必须并举"的学术主张。

一、改良柳木小夹板治疗桡骨下端伸直型骨折的临床观察

——湖南中医药大学学报，2011 年

（一）写作背景与意义

小夹板固定骨折是骨伤科的传统疗法，但其应用在日渐减少，主要是由于使用小夹板固定后的松紧度变化大、观察有难度和担心并发症的发生。笔者认为关键原因是扎带方式简陋、原始，以及夹板的形状、性状落后。而目前市售小夹板的改进甚少，有必要对器材进行改进。

（二）发现与思考

采用笔者研发的小夹板恒力扎带、改良柳木夹板，运用前瞻性的研究方法，在对桡骨远端骨折患者进行手法复位后，分为使用新器材的治疗组（31 例）和使用传统材料的对照组（30 例）观察。两组的疼痛、肿胀等评分在自身前后对照、组间对照均有统计学意义（$P < 0.05$），其中治疗组在治疗后至第 3 日时段疼痛明显缓解（$P < 0.05$），在第 3 日至第 7 日肿胀明显减轻（$P < 0.01$），调整扎带次数明显减少（$P < 0.01$），两组临床疗效有效率差别无统计学意义（$P > 0.05$）。因此，改良柳木小夹板（及

其恒力扎带）外固定治疗桡骨远端骨折，能显著减少桡骨远端骨折早期的肿胀、疼痛和调整次数，是一种安全、有效的新型小夹板外固定器。

曾经，骨折的石膏固定也有很大的短板，应用范围有限，但经过近期的改进，已经不可与往日同语。临床经验表明，小夹板至少在长骨骨折的外固定上优于石膏固定，在科技高度发展的今天，这一以往的优势和传统技术未得到应有的改进而落伍（目前小夹板的制作水平基本停留在 30 年前小作坊生产的水平），是一件十分遗憾的事情。如不革新，不但无法继承传统，甚至面临生存挑战。要彻底改变现状，就必须对其夹板形态、夹板材质、扎带性能、操作规范等进行规范而系统的研究。上述的研究主要针对扎带免调整这一环节做了初步的探索，效果明显。

二、复位床托治疗胸腰椎压缩性骨折

——中国中医骨伤科杂志，2006 年

（一）写作背景与意义

胸腰椎压缩性骨折是临床常见病，大多适合非手术疗法整复。骨折整复的方法很多，器具整复逐渐成为主流，但是疗效突出、安全性能好、使用简便的整复器具则不多。笔者研制了"胸腰椎骨折复位床托"，临床试用取得预期疗效后对其进行了此次前瞻性的较大样本的系统研究，以观察疗效并探讨治疗机制。

（二）发现与思考

60 例胸腰椎压缩性骨折患者随机等分为床托治疗组和垫枕对照组治疗，治疗组在症状和体征缓解、脊柱活动功能改善、椎体高度恢复三方面都优于对照组（$P < 0.05$、$P < 0.01$、$P < 0.01$）。胸腰椎复位床托治疗胸腰椎压缩性骨折操作简单、安全可靠、护理方便，疗效优于传统垫枕疗法，是较为理想的胸腰椎压缩性骨折整复器械。

　　笔者从《回回药方》的垫枕治疗脊柱骨折得到启发，根据人体工程学原理制作了腰托，根据脊柱解剖学特点确定了脊柱复位高度，制作了"胸腰椎骨折整复床托"，可以选择快速或缓慢复位，可以适于各年龄段的整复。同时，还制定了治疗规范，从临床适应证到临床疗效、影像疗效判断体系，从中药内服到护理要点，从锻炼方法到护具佩戴，全方位地规范了此项治疗，保障了整复的质量。这也是笔者"继承与创新必须并举"学术观点的体现。

三、"消瘀散"外用剂型的体外透皮特性比较研究

——中华中医药学刊，2012 年

（一）写作背景与意义

　　中药外治是骨伤科的重要治疗技术，而中药外治的剂型却一直基本沿用软膏剂（散剂临时调制），虽然疗效颇佳，但毕竟剂型陈旧，使用不便。为了寻求疗效更加突出、使用更加方便的外用中药剂型，迫切需要进行剂型改革研究。不同剂型的透皮性能则是剂型改革研究的主要内容之一，因此，笔者对其经验方"消瘀散"的 4 种新剂型（即型凝胶、乳膏、贴膏、涂膜剂）的经皮渗透特性进行了研究，希望以此为药理、毒理试验及临床研究提供依据。

（二）发现与思考

　　此研究以有效成分大黄素累积透皮百分率为测定指标，高效液相色谱法定量，用改良 Franz 扩散池及离体兔皮进行体外透皮实验。结果显示，即型凝胶透皮速度最快、皮肤储量最多，乳膏透皮总量最多。现代研究手段完全应当为中医药发展服务，临床经验需要配合动物实验进行验证和进一步的探索，并非必须要"让兔子、白鼠来说话"。此研究为优选"消瘀散"的新剂型提供了实验数据的参考，结合其他研究结果，则可以迅速实

现临床经验方的产业化，为更多的患者提供更加优质的服务。

四、综合治疗腰椎手术失败综合征 47 例疗效观察

——湖南中医杂志，2001 年

（一）写作背景与意义

随着腰椎间盘突出症手术的增多，腰椎手术失败综合征（FBSS）也不可避免地接踵而至，但用于 FBSS 的中医疗法却不太成型，故有必要对中医疗法进行总结，摸索优选方案。中医药治疗腰椎间盘突出症有良好的疗效，是否对 FBSS 也有较好的疗效，有待证实。

（二）发现与思考

从 1989 年到 2000 年，湖南中医学院第一附属医院骨伤科用中医综合疗法治疗腰椎间盘突出症逾 2000 例，收到了满意的疗效，同时，也将其疗法移植到 FBSS 的治疗。本文进行了回顾性的 FBSS 临床研究。中医综合治疗 47 例（独活寄生汤加减煎服，自拟中药"通痹液"透入，配合腰椎牵引等），14 例采用半椎板切除手术，术后桃红四物汤加减内服，两组疗效差别无统计学意义（但中医综合治疗组的住院时间明显增加，而费用明显减少）。中医综合疗法治疗 FBSS 与手术治疗比较，有疗效相当、费用较低的特点，有较好的临床应用价值。

FBSS 的主要病因是腰椎手术导致硬膜周围形成血肿，继而导致瘢痕形成，压迫神经。此属中医"瘀血证""顽痹"范畴，一般分瘀血阻络、痰湿痹阻、肝肾亏虚等类型，从瘀、从痰论治最符合病机特点。其中，中药局部治疗是最有发展前景的技术，将治疗前移至瘢痕形成之前是最佳的施治节点，这也是"内外兼治""继承创新"的具体体现。

五、牛膝醇提物诱导兔骨髓间充质干细胞软骨定向分化的实验研究

——中国中医骨伤科杂志，2017 年

（一）写作背景与意义

骨关节炎（OA）是临床常见病和疑难疾病，难点在于关节软骨病损的修复，即中医所指的"骨痹"的肝肾亏虚型的疗效。笔者在此领域已经开展了多项研究，包括牛膝治疗 OA 的药效学及机理、药效比较学、临床应用等方面，在牛膝治疗 OA 得到业内肯定的情形下，怎样利用组织学工程技术进行体外软骨分化与增殖，继而回植以进行高效、精准的软骨修复，是学者们向往的领域。中药干预下的干细胞软骨定向分化则是中医药工作者一项光荣而艰巨的任务，笔者采用牛膝醇提物进行干细胞的软骨定向分化，就是冲击这一高地的有益尝试。

（二）发现与思考

本文报道的研究内容主要是分离培养兔骨髓间充质干细胞，取 P3 代细胞分组诱导培养，进行细胞形态、免疫细胞学检测及验证。结果显示牛膝醇提物的诱导作用与完全诱导组相同（$P < 0.05$），提示牛膝醇提物含药血清体外培养兔骨髓间充质干细胞能提高软骨分化标记基因 Sox9、蛋白聚糖、Ⅱ型胶原蛋白表达，经 WB 实验验证，提示牛膝醇提物能够诱导骨髓间充质干细胞向软骨细胞分化。这为进一步的组织工程细胞移植研究提供了理论依据，为中医药治疗关节软骨病损提供了新方法。

六、"六味骨痹汤"治疗膝骨关节炎疗效及安全性的临床研究

——中国中医骨伤科杂志，2017 年

（一）写作背景与意义

笔者在对怀牛膝修复骨关节炎病损软骨取得初步成效之后，目光转向了对中药增效性能的研究。以复方配伍提高疗效是常规的路径，笔者结合历代专家治疗骨痹的经验和近代药理学研究成果，筛选了 6 味中药组成的"六味骨痹汤"，用于骨关节炎软骨病损伤修复。此文就笔者开展的有关该方疗效和安全性的临床研究进行了报道，以期促进专病方药的研发进步。

（二）发现与思考

60 例骨关节炎患者等分为 2 组，治疗组口服六味骨痹丸，对照组口服硫酸氨基葡萄糖。治疗 6 周，用 VAS 评分、Lequesne 指数作为疗效标准，以生命指征、肝肾功能、不良反应为安全性指标，两组组内比较，评分均有好转（$P < 0.05$），组间疗效差别无统计学意义（$P > 0.05$），治疗组不良反应略少于对照组（$P > 0.05$）。提示六味骨痹丸可有效降低骨关节炎患者的 VAS 评分、Lequesne 指数，疗效好，安全性好，值得临床推广应用。当下修复关节软骨的代表性西药是硫酸氨基葡萄糖、硫酸软骨素等，但是疗效十分有限，新一代产品的出现还很遥远。中医药是一个伟大的宝库，完全有可能在此疗效上完成超越，多味中药的组配、制剂方法的优化、关节直接用药、体外培养回植等都是可以选的路径，"做好当下，不断创新"，是我们一贯提倡的行为准则。

第三章

专病论治

第一节　骨折

四肢骨折的整复技术很早就已经成熟，以下就常规整复技术之外的一些临床经验做一归纳。

一、胸腰椎骨折器械整复

本病种指的是胸腰椎压缩性骨折，整复的方法是指器械整复（整复的具体方法在第四章第一节中详述）。

笔者认为，胸腰椎骨折作为躯干骨折，徒手整复的力度不够，而且手法的稳定性也难以把握，一旦用力过度，恐导致脊髓损伤。因此，临床上一般借助专用器械进行整复，笔者研制了胸腰椎骨折复位床托（图 3-1-1）并用于临床实践，收到了很好的效果。

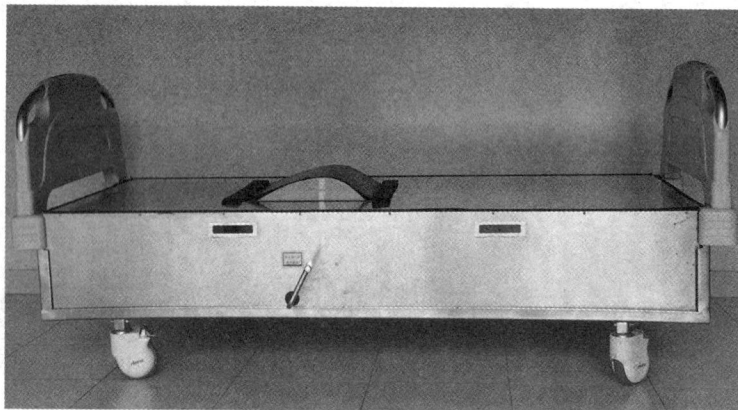

图 3-1-1　胸腰椎骨折复位床托

（一）治疗规范

1. 整复的适应证

（1）胸腰椎椎体屈曲型稳定性骨折。也就是椎体高度的丢失不超过

50%，无脊髓损伤的并发症。

（2）病程在2～3周。

（3）非病理性骨折。例如脊柱肿瘤、过于严重的骨质疏松症等应除外。

（4）评估能够承受整复的刺激。一是没有明显的脏器衰竭或其他急性疾病，二是经告知说明后患者接受此项治疗。

2. 复位操作

（1）一般在伤后3日以内、伤后大便排空之后进行复位。

（2）复位的速度：快速复位是指数分钟内完成整复操作，缓慢复位是指在数天之内完成整复操作。尽量采用快速复位法。

（3）顶升高度及维持高度：床托对准腰椎，顶升3cm或6cm（系腰带时为3cm，不系腰带时为6cm），复位成功后维持复位高度仰卧，每2小时侧卧半小时。

3. 其他事项

（1）下床时机：一般在复位后4～6周开始下床活动。决定卧床时间长短的因素包括年龄、体质、基础疾病、复位效果、外固定支具的有效性、下床活动的愿望等，最早可以考虑复位后2周下床。每日下床时间、活动强度需循序渐进。

（2）支具外固定：下床后佩戴支撑、背伸式支具的效果最佳，最低限度要佩戴装有支撑钢条的宽腰带。佩戴到伤后3个月左右为宜。

（3）辅助治疗：包括药物、练功、护理（包括药膳）等。

（4）照片复查：一般在复位完成后即时、1周、2周、1个月、3个月各拍脊柱骨折段的正侧位 DR 一次。

如果有骨质疏松症，则还要争取每年摄片1次。

（二）疗效观察与比较

1. 床托治疗与垫枕治疗　将60例胸腰椎压缩性骨折患者随机分为床托治疗组和垫枕（专用复位枕）对照组治疗。结果显示，治疗组在症状和体征缓解、脊柱活动功能改善、椎体高度恢复3方面都优于对照组

（$P < 0.05$、$P < 0.01$、$P < 0.01$）。同时经过安全性指标的观察，本器械具有与垫枕一样的安全性。该复位器械的创新点和优势是：定位定量准确、双向复位、疗效确切、操作简便、方便护理、安全可靠。

2. 快速整复与缓慢复位 快速整复显然能够缩短治疗、康复时间，令人迷惑的主要是患者能否承受、是否安全。针对这些问题，笔者对 30 例胸腰椎压缩性骨折患者进行了快速复位的临床观察，结果显示，疼痛缓解时间、下床活动时间、住院时间均有改善（$P < 0.05$），快速整复具有高效、快速、安全的优点。

3. 中年与老年骨折复位 72 例屈曲型胸腰椎压缩性骨折患者按年龄分为中年组 37 例和老年组 35 例，均采用复位床托治疗。结果表明，中年组在症状和体征缓解、功能改善、椎体高度恢复方面均明显优于老年组（$P < 0.05$、$P < 0.01$、$P < 0.01$），提示了骨质疏松性骨折的治疗确有难度。

4. 体外整复与椎体成形术 胸腰椎压缩性骨折患者分为体外复位组 30 例和穿刺成形组 30 例，予以相应治疗，结果显示，体外复位组在治疗 2 周、4 周时复位效果、症状控制指标均低于穿刺成形组（$P < 0.05$），体外复位组于治疗 4 周、12 周时的功能活动评价明显高于穿刺成形组（$P < 0.01$）。

（三）病案举隅

1. 病案

黄某，女，65 岁，因摔伤臀部，感腰椎胀痛、活动受限 1 日来诊。查体，上腰椎轻度后凸畸形并有压痛、叩痛，腰椎活动重度受限。X 线照片显示第 3 腰椎压缩性骨折，椎体前缘高度丢失 1/4（图 3-1-2A）。患者要求非手术治疗，遂予口服大成汤一日两次，以泄气通腑。第 2 日大便排出，胀痛缓解。随即采用"胸腰椎骨折复位床托"进行整复，先让患者平卧在复位床上（图 3-1-2B），将床托在 5 分钟内升起 6cm，床边照片显示椎体前缘高度完全恢复。每 2 小时降低床托侧卧半小时，维持 2 周。随后回家开始做"拱桥"锻炼，卧床时平躺在硬板床及腰椎成型软垫上。6 周后戴支撑式护腰下床活动，半年后照片复查（图 3-1-2C），腰椎高度未丢失，腰椎活动能力完全恢复。

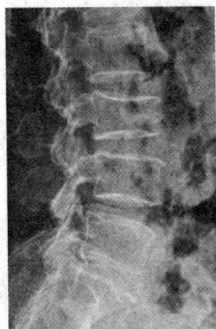

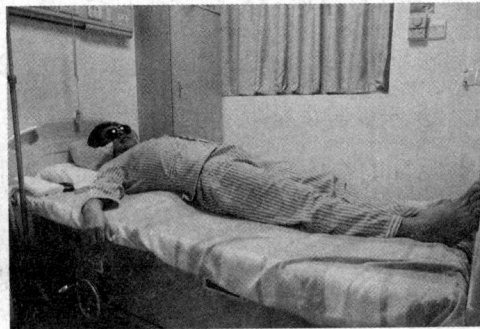

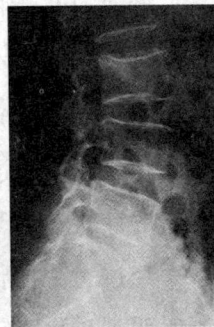

图 3-1-2A 第 3 腰椎前缘高度丢失 1/4　图 3-1-2B 腰椎压缩骨折复位中　图 3-1-2C 复位半年后照片复查椎体高度完全恢复

2. 体会

（1）胸腰椎压缩性骨折虽然常见，但常未予足够的重视，主要是医患对其预后的了解不够导致的，只要充分解释说明，多能得到患者的理解和配合。

（2）胸腰椎压缩性骨折的治疗与四肢骨折的治疗有所不同，多需在复位之前口服大成汤等泄气通腑，排出大便后腰腹部胀痛立即缓解，为复位创造了有利条件。

（3）老年性骨折（尤其是女性）多有骨质疏松症，整复后的椎体高度容易再次丢失。应对之法，一是立即开始抗骨质疏松治疗（包括中药、西药、饮食、运动等）；二是坚持绝对卧床期间的卧床质量；三是把握好下床时机，一般卧床共 6 周左右；四是下床后要佩戴足够时间的有效护具；五是在家卧床时要睡硬板床，腰椎要垫成型软垫。

（4）腰椎锻炼的时间，笔者认为，复位后立即开始锻炼只有极少数人可以做到，对于大部人来说，应采用较为温和的方法锻炼，逐渐提高难度。

二、肋骨骨折症状学诊断与鉴别诊断

肋骨骨折与胸壁软组织挫伤都是临床常见病，虽然体征和 X 线片指征较易鉴别，但在症状学上的鉴别要点并不是太清楚。为了寻找两者在症状学上的鉴别要点，进一步验证症状特点及骨折体征与影像学的相关性，笔者带领团队通过前瞻性的临床观察研究，对肋骨骨折和胸壁软组织挫伤患者的症状学特点进行了系统观察和统计分析。

经过对 33 例单纯肋骨骨折、58 例胸壁软组织挫伤患者对比观察，结果表明，与胸壁软组织挫伤相比较，肋骨骨折的疼痛高峰出现更早、疼痛程度更重（P 均 < 0.01），胸廓挤压痛更为突出，而胸壁压痛在两者间无明显差别。这些可以作为两者症状、体征上的主要鉴别要点。

虽然 X 线照片、CT、MRI 可以明确鉴别肋骨骨折和软组织挫伤，但如果在症状学上具备有力的鉴别依据，将更加完善两者的临床鉴别体系，从而可以省却一些不太必要的检查，节约资源。另外，有些轻微的骨折首诊时 DR 可能是阴性，半个月后是否有必要照片复查，总结症状学要点有助于判断。

三、疲劳骨折诊治

（一）经验体会

1.疲劳骨折并不少见，但要注意两点：一是注意鉴别诊断，因为该类骨折往往没有明显的外伤史，需要排除是否为病理性骨折；二是需要维持有效而足时的外固定，以保障骨折的完全愈合。

2.因为治疗难度并不大，预后尚好，除非有特殊的要求，一般没有必要选择手术治疗。手术的内固定材料需装、拆，前后两次手术花费、用时不菲。尤其是小孩，骨骺发育尚未完成，手术可能导致骨骺的副损伤。

3.中药内外兼治非常必要，不管症状是否明显，均有必要"辨病施治"。在施行骨折分期治疗时，尽早开始续筋接骨、补益肝肾治疗。

4.功能锻炼时要减少骨折处的负荷，以水平位肌肉收缩为主，活动量注意循序渐进。

（二）病案举隅

欧阳某，男，13岁，长跑半个月后感双膝疼痛、活动受限。患儿在外院经 DR 照片诊断为双股骨髁上骨折，无明显移位，稍有嵌插，建议手术内固定治疗。患儿家长担心装、取内固定的两次手术耽误读书时间，也顾虑花销太大，故来我院寻求非手术治疗。查体见其形体瘦弱，双下肢无畸形，双股骨髁部轻度肿胀与压痛，但无发红发热，纵向叩击疼痛不明显，无假关节形成，腹股沟无淋巴肿大。舌质稍暗红，苔薄白，脉弱。当即进行了双膝磁共振检查（图 3-1-3A），确诊为双股骨髁上疲劳骨折。根据以上情况，建议非手术治疗，家长非常高兴地接受了这一方案。为患儿行双膝长管型护膝固定，禁止站立、行走一个半月，同时口服桃红四物汤加味两周：熟地黄 10g，白芍药 10g，当归 10g，川芎 5g，桃仁 5g，红花 5g，丹参 5g，川牛膝 5g。双膝外敷笔者经验方"消瘀散"每日 1 次，共 7 次。一个半月后行 X 线摄片检查（图 3-1-3B），见双股骨骨折处对位对线好，骨折线模糊，骨痂生长明显。建议扶双拐步行，再半个月后照片复查（图 3-1-3C），显示骨折处对位对线好，有大量骨痂形成，弃拐步行正常，达临床愈合。

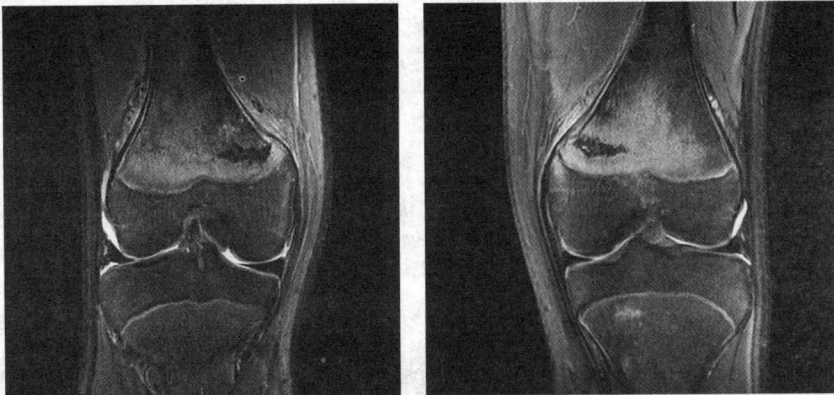

图 3-1-3A　双侧股骨髁上疲劳骨折磁共振扫描

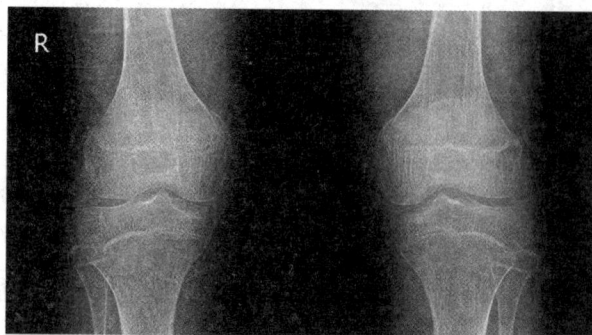

图 3-1-3B　双股骨髁上疲劳骨折治疗 1.5 个月后
X 线照片

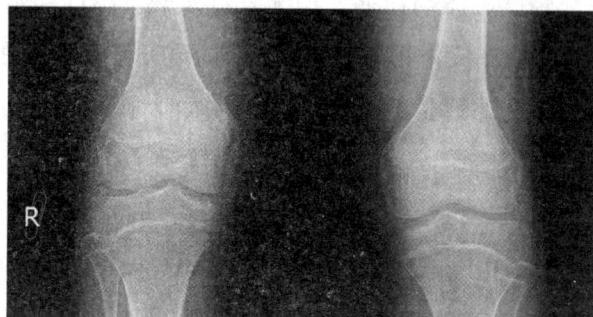

图 3-1-3C　治疗 2 个月后照片复查

此例患儿在选用中药时照顾了儿童骨折的特点，尽量使用药性和缓之品；没有使用石膏固定而采用长管型护膝，主要考虑了孩子上学的方便。这个病例也是笔者提倡"能手法、慎手术"治疗原则的一次实践。

四、骨质疏松性骨折的治疗

（一）经验体会

1.骨质疏松性骨折患者多为老年人，一般都患有诸多基础疾病，诊疗过程复杂而又面临一些风险。即使如此，作为一名医生，仍应当做到"若有疾厄来求救者……不得瞻前顾后，自虑吉凶，护惜身命"。要有不畏风险、敢于担当的精神。尤其是在面临超高龄患者的诊疗中，要避免两种极端：一是认为医疗风险大而尽量选择风险小的疗法，甚至建议姑息治疗；

一是认为超高龄老人的治疗就是"搏"一把的事情，结局怎样大家都能接受。

2. 在战略上要藐视困难，在战术上还要重视困难，在复位治疗（尤其是手术治疗）前要做好充分的准备，不打无准备之仗。先须进行全面的检查和细致的分析，一般还需相关科室会诊后，为患者制订全面的治疗方案。有位知名专家曾经说过，如果术前准备充分，老年患者的手术风险不会大过普通患者（这应该是对老年患者手术风险评估的最好诠释）。笔者认为，超高龄患者的生理年龄与自然年龄是可以有很大的距离的，治疗的过程也不单是生物医学范畴的问题，而更是生物－心理－社会医学范畴的问题，需要全方位统筹考虑。当然，手术适应证的把握要更严格一些，但是过分消极是绝对不可取的。

3. 可靠的固定。对于骨质疏松性骨折，不管是手法复位还是手术整复，固定策略与普通患者有很大的不同，需要增加固定强度、延长固定时间。外固定时间通常要比常规时间延长一半，内固定的处理应有本质的差别，长骨钢板固定要用全纹螺钉、粗螺钉、螺栓甚至对置钢板，对于松质骨的固定，最好使用骨水泥螺钉，不可有半点的大意。按照常规固定招致失败的案例已经很多。

4. 长时间的检测、服药。有人说骨质疏松性骨折就是一种病理性骨折，颇有几分道理。那么，原发性疾病的检查、治疗就必须贯穿治疗的全过程，甚至延续到骨折治疗完成之后。首先，要告诉患者骨折之前的原发疾病的实情，要求在治疗之前和之后每半年到一年要检查一次骨密度或骨代谢化验；其次，向患者说明其骨折及相应处理为什么与别人不同；最后，要为患者开处一张饮食、运动、药物的长期处方（或计划）。近期的循证医学研究表明，仙灵骨葆胶囊对骨密度的恢复有可喜的疗效，可以采纳推广。

（二）医案举隅

2014 年 3 月 4 日，98 岁的陈老太太不慎跌倒了，随即左髋关节剧烈疼痛、不能站立行走，1 小时后送来我院急诊。查体：神清，被动卧位，左下肢短缩，左髋外侧肿胀、压痛，有纵轴叩击痛，不能自主活动。X 线片（图 3-1-4A）显示左股骨转子粉碎骨折，向外、上移位明显。考虑到患者以往生活能够自理，为了提高其生存质量，避免长时间卧床带来的并发症，建议实施微创手术——髓内钉固定。面对超高龄和许多基础疾病，骨伤科医师进行了全面的检查和细致的分析，经心血管、麻醉等科室会诊后，为其制订了全面的手术及围手术期治疗方案。经过一周的精心治疗和护理，老人的身体基本状况得到了明显改善。随后，在全麻下为患者实施了髓内钉（PFNA）内固定术：股骨转子骨折经牵引架牵引、手法复位后行穿钉髓内固定，手术所做的 3 个切口全长不超过 10cm，出血量少于 100mL，手术过程顺利。术中透视和术后摄片（图 3-1-4B）显示，骨折复位和内固定情况良好。麻醉清醒后立即开始了髋关节的微动活动，术后第 2 日，老太太就能正常进食和在床上活动了，术后第 5 日开始搀扶下床活动，住院期间未发生任何并发症。术后 2 周切口拆线后，老太太高兴地由家人扶行出院回家了。

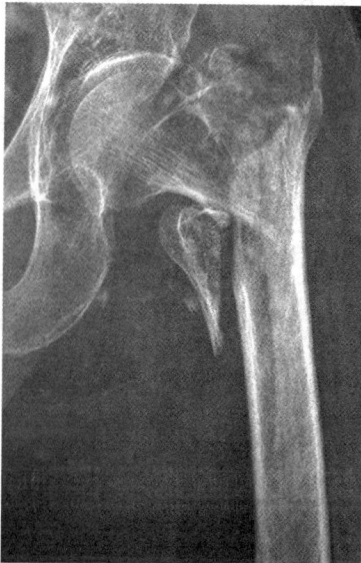

图 3-1-4A　左股骨转子粉碎骨折 X 线正位片

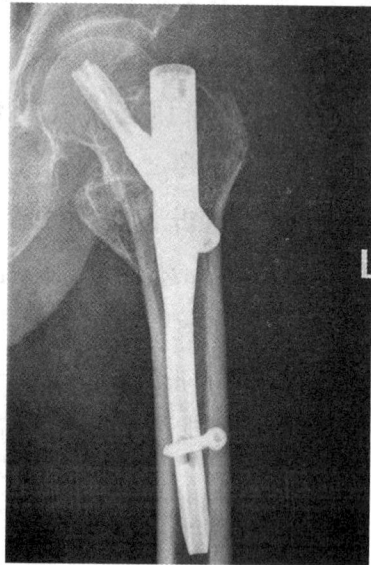

图 3-1-4B　骨折手法复位微创手术髓内钉内固定后正位片

五、病理骨折整复

（一）经验体会

1.病理性骨折的治疗原则是病灶与骨折尽量同期处理（病灶清除加骨折内固定），方能"标本兼治"，有效防止骨折复发。也有先行整复骨折，二期处理病灶的，甚至也有骨囊肿随之吸收的病例。

2.因为骨质破坏的原因，导致骨折复位后的固定很不稳定，往往导致固定难度增大。应对的方法是扩大外固定范围，保持肌肉松弛体位。上臂的肌肉松弛体位是前伸、外展位，前臂的体位是水平前旋位，下肢是水平位。

3.手法复位和手术治疗都是常规的方案，要根据具体情况而定。当手术方案无法实施的时候，手法复位、夹板外固定就是唯一的路径。和手术治疗一样，手法复位外固定同样也要获得患者的信任和配合，这是治疗取得良好疗效的前提。

（二）病案举隅

姜某，男，11岁。左上臂外伤后疼痛、肿胀、畸形、活动受限，经X线照片诊断为左肱骨干中段骨囊肿并发粉碎性骨折并向外成角（图3-1-5A）。多家医院都建议开放手术植骨内固定治疗，而患儿家长坚决拒绝手术，于伤后2日来诊。接诊时见患儿左上臂已用石膏托外固定，肱骨中段肿胀压痛，有纵轴叩击痛，前臂皮感正常，手指活动及桡动脉搏动正常。因患儿的骨折为病理性骨折，复位和愈合难度都较大，我们为患者制订了详细的非手术治疗方案。复位在手术室进行，在臂丛麻醉下施行了手法复位；稍加对抗牵引、骨折断端端提挤按，C臂X线机透视见骨折达到了解剖对位，随之实施了四合一小夹板外固定（三点放置压垫），颈腕吊带悬挂前臂。2日后照片复查，见骨折处稍向外成角，立即用手法挤按调整（未麻醉），加用定制的肩关节外展支具支撑上肢于水平位，照片复查显示骨折成角纠正（图3-1-5B、C）。整复、固定完成后即开始口服中药，先期桃红四物汤加味活血行气、消肿止痛，2周后直至伤后2个月，改用接骨续损之续骨活血汤口服。教会家长监督握拳及手腕、手指的活动锻炼。住院2周，照片复查再未发生移位，遂出院。复位2个月后，摄片（图3-1-5D）显示骨折愈合，骨囊肿消失，遂去除外固定装置，恢复了正常学习和生活。

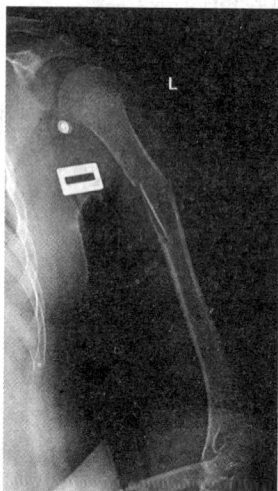

图3-1-5A　左肱骨干骨囊肿并粉碎骨折X线照片

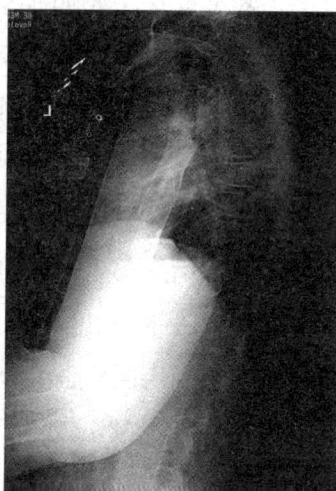

图3-1-5B　手法整复夹板固定后穿胸位照片

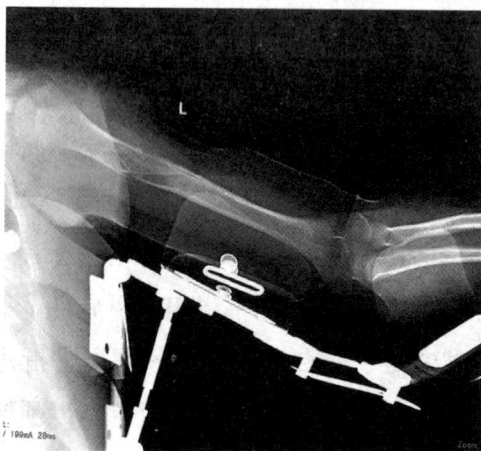

图3-1-5C　骨折复位后夹板及外展支具固定照片

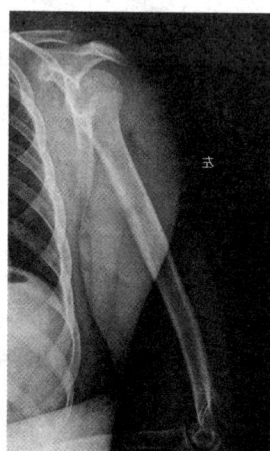

图3-1-5D　骨折复位后2个月照片

六、多发骨折的治疗

（一）经验体会

1. 多发骨折多由高能量损伤所致，不但骨折部位多，还多合并有重要脏器的损伤并危及生命，病情严重而复杂，需要按照"救命 - 救肢 - 救功能"的顺序，系统地救治。

2. 即便只是进行骨折的治疗，也需要分清轻重缓急而分期分批地处理，尽可能采用手术复位内固定，而且是坚强的内固定。手法复位外固定一般会给观察护理等带来不便。

3. 多发骨折的处理，不能按照常规处理方法来逐一处理，必须考虑到整体的情况而做出全盘的计划。

4. 多发骨折的患者诊疗量巨大，常常不是一两个医生能够承担得了的任务，必须依靠团队的智慧和力量，多科会诊、科内协作、三级查房、病例讨论等制度则是有力的保障。

5. 因为治疗时间长，经常容易出现并发症，这是需要尽早预防和及时处理的，不然问题就会像滚雪球一样积重难返。

（二）病案举隅

游某，男，25岁，因从数十米高处坠落后神志昏迷、多处肢体畸形1小时急诊入院。入院时神志昏迷，腰椎、左下肢、右踝等处有肿胀、畸形、假关节形成。入院后经检查，诊断为颅脑损伤、第12胸椎骨折并截瘫（图3-1-6A左）、左股骨干骨折（图3-1-6B左）、左胫腓骨开放性骨折（图3-1-6C左）、右双踝骨折（图3-1-6D左）等。经脑外科抢救、手术以及骨伤科初步外固定、左小腿清创及消炎等治疗后1个月，患者神志转清，生命指征基本正常，骨折移位未加重，截瘫平面在大腿中段以下，随即转科来骨伤科病房治疗。科室进行了全面的检查和疑难病例讨论，认为应遵循多发性骨折的处理原则，尽量实施开放复位内固定，为了争取时间，决定分两次完成全部骨折手术。首先完成最为重要的腰椎和股骨干的整复固定手术，实施了后路的胸椎骨折开放复位及椎管减压、钉棒内固定（图 3-1-6A 右），以及左股骨干骨折的开放复位髓内钉内固定（图 3-1-6B 右）。一个星期后，实施了左胫腓骨开放性骨折清创及支架固定术（图 3-1-6C 右），右侧双踝骨折实施了螺钉、骨圆针内固定（图 3-1-6D 右）。手术后中药分期施治，早期以桃红四物汤活血祛瘀，中、后期使用院内制剂益督丸（杜仲、菟丝子、续断、鹿角胶等）益肾通督。同时配合针灸、康复治疗。骨折手术后 1 个月，原开放性骨折的创口愈合；半年后，所有骨折全部愈合，患者能够坐轮椅代步了。

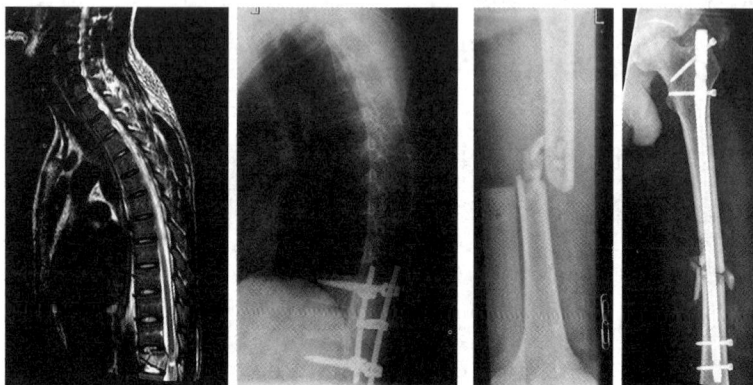

图 3-1-6A　第 12 胸椎粉碎性骨折、脊髓中断 MRI（左）椎管减压、骨折复位、钉棒固定后侧位 X 线片（右）

图 3-1-6B　左股骨干中段粉碎骨折正位 X 线片（左）骨折复位髓内钉固定后正位 X 线片（右）

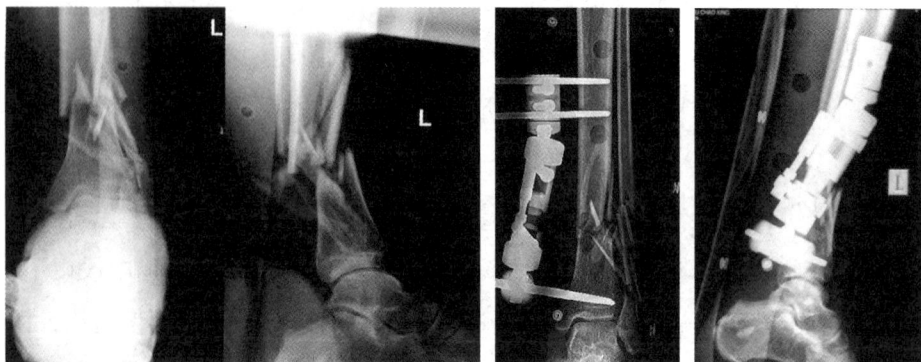

图 3-1-6C　左胫腓骨下段开放性、粉碎性骨折 X 线正、侧位片（左）扩创、复位、支架外固定术后正、侧位片（右）

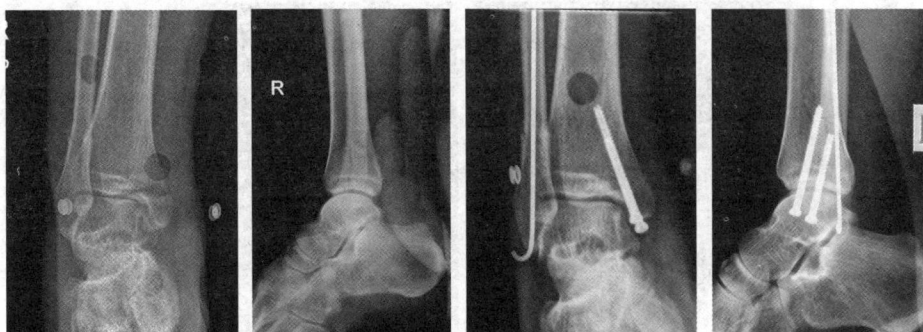

图 3-1-6D　右双踝骨折正、侧位 X 线片（左）开放复位骨圆针、螺钉固定后正侧位照片（右）

七、微创技术与 3D 打印

（一）经验体会

1. 微创技术

（1）微创技术是近十几年快速兴起的理论和技术，用最小的损伤获得最大的治疗效果，是手术医生的最高追求，因此，微创是骨伤科治疗技术发展的方向之一。骨折的手法复位与外固定符合广义的微创技术范畴，而小切口、小创伤则是狭义的微创技术，因此，我们应当以善于运用手法整复骨折为荣、为要务。

（2）微创是一种技术理论和理念，很早就有，手边就有（图 3-1-7、图 3-1-8），近年来在临床上越来越受到重视，技术越来越丰富、成熟，但如果把微创技术当成潮流追求的时候可能就不完全合适了。我们应当避免把一切治疗戴上微创的光环去与患者沟通，什么疗法都是有适应证的，没有包治百病的灵丹妙药，更不应当刻意为了追求微创而微创。如上例的多发骨折，在手术中选择性地采用了髓内钉、支架等微创复位固定技术，但如果过度追求微创手术，给脊柱骨折也实施微创固定，则将导致手术时间的大幅度延长、其他手术难以同时实施，最终将会影响整体的治疗和康复计划，所以治疗时放弃了全部采用微创手术术式。

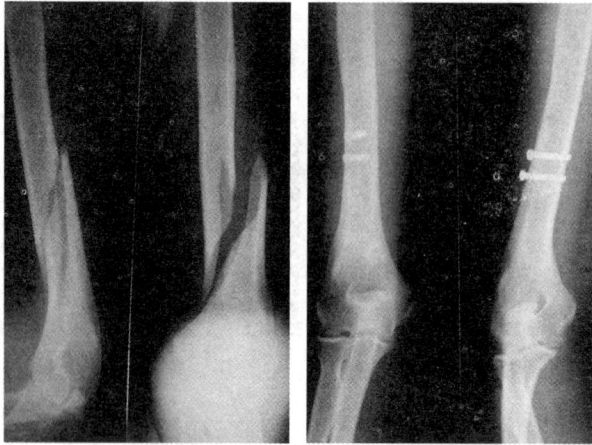

图 3-1-7A 肱骨干螺旋
骨折正侧位 X 线照片

图 3-1-7B 微创切口复位
后螺钉固定照片

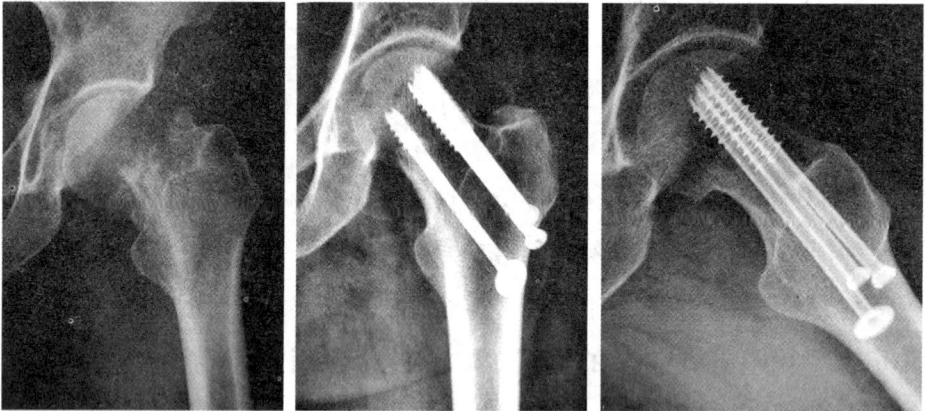

图 3-1-8A 左股骨颈骨
折 X 线照片

图 3-1-8B 手法复位后微创切口空心螺钉固定术后照片

（3）作为专科医生，要掌握好微创手术的适应证，才能真正让患者受益。例如前述骨质疏松性骨折的案例，因为符合适应证，且手术损伤小，虽然患者近百岁高龄，仍然顺利渡过了手术难关，重获健康。

2. 3D 打印技术 这是最近几年开展的新技术。在医院范围内，3D 打印技术辅助下的模拟手术是最常见的应用方式，而采用 3D 打印技术制作内置材料，则不是医院层面的技术领域。当有复杂骨折、关节骨折病例时，3D 打印技术大有用武之地，应妥善加以利用。同时，该项技术对科研、教学也很有帮助。

（二）病案举隅

刘某，男，40 岁，因右踝足受伤后疼痛、跛行 2 年来诊。患者 2 年前因坠落伤致右踝足肿痛、不能行走，X 线片诊断为距骨、跟骨骨折，实施了手法复位、石膏托外固定，肿痛有所好转，但行走时踝足疼痛仍较明显，跛行，不能远行。检查右踝足短缩 1cm，无红热肿胀，有轻度压痛及纵向叩击痛，足纵弓基本消失，胫距关节活动轻度受限，碎步跛行，舌淡红，苔薄白，脉弦。X 线照片及 CT 扫描显示右距骨有明显坏死塌陷并且硬化，跟骨畸形愈合，足纵弓消失。考虑到距骨坏死的病程已久，塌陷和硬化无法恢复，为减轻痛苦，决定采用距下关节融合术、跟骨截骨手术。为了最大限度地恢复踝足的正常外形、保留胫距关节的活动能力，术前进行了 3D 打印和模拟手术（图 3-1-9A、B、C）。模拟手术表明，只需 2 枚螺钉、1 块钢板就能完成稳定固定，并且只需 1 块植骨材料就能够填补距骨塌陷所导致的高度丢失和跟骨外翻。笔者带领术组人员参照模拟手术方法实施了手术，并顺利地完成了手术，术中检查内固定稳固，足纵弓改善。术后随即开始三期辨证中药口服，多次照片复查显示内固定稳定，踝关节高度及足纵弓有所恢复（图 3-1-9D）。术后 3 日即开始扶双拐下地活动及活动膝关节。切口愈合后用中药活血温筋散泡足。3 个月后复查，已经弃拐步行，无疼痛，步幅较前增大，步态正常。照片显示距 - 跟内固定稳固，关节间隙消失，踝关节高度正常。

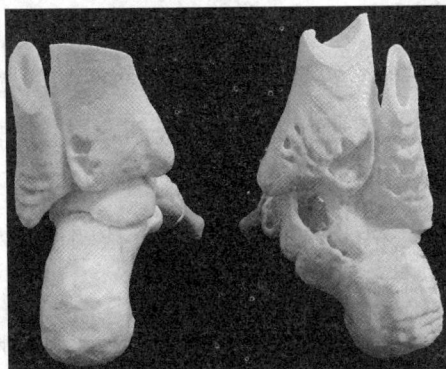

图 3-1-9A 右距跟陈旧骨折畸形愈合 3D 打印后侧观　　图 3-1-9B 模拟手术后侧观

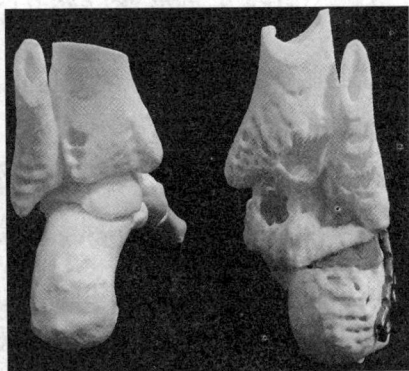

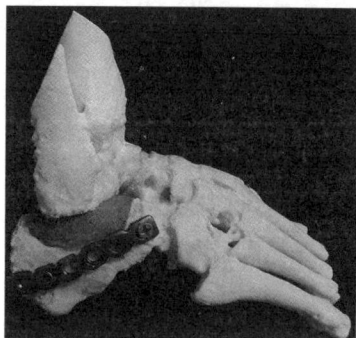

图 3-1-9C　模拟手术外侧观

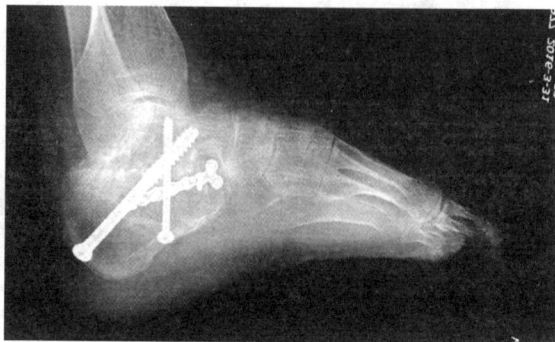

图 3-1-9D　临床手术后侧位 X 线照片

第二节　脱位

相对于骨折，关节脱位的治疗似乎要简单一些，外伤性脱位，尤其是四肢大关节脱位的常规治疗技术也已经非常成熟，但病情永远不会是一成不变的，有时也会有意想不到的情况发生，笔者对较为特殊的脱位整复做了以下探索。

一、特殊部位的脱位

（一）特殊类型的颞颌关节脱位

1.经验体会　颞颌关节脱位仍然是经常需要骨伤科医生解决的问题，毕竟骨伤科在中医院是一个"大科"，口腔或颌面外科一般不参与急诊值班，因此，骨伤科医生必须掌握颞颌关节的诊断和治疗。

（1）颞颌关节脱位的诊断主要靠症状、体征，不能完全依赖影像检查，因此，临床经验的积累就显得十分重要。

（2）典型的颞颌关节的整复多较简单，成功率高。但有一种类型的脱位较为特殊：症状、体征不明显，确诊困难。还有就是该类脱位整复困难，医生的手指深入口腔内的牙面都显得困难，复位时没有"入臼感"，成功与否难以判断。在临床实践中，笔者的经验是：借助牙科的咬合纸协助诊断和判断复位效果，也可用印蓝纸代替；复位尽量采用口腔外复位法，除了将下颌下压、后送之外，还需配合摇摆手法。笔者认为，此种脱位属于半脱位，多为单侧出现，应该是颞颌关节松弛、滑膜嵌顿所致。

2. 病案举隅

周某，女，20 岁，突然感到左颞颌关节疼痛，吃饭咀嚼轻度受限，说话尚可，半小时后到医院骨伤科就诊。查其口腔外形正常，左颞颌关节轻度压痛，头颅 X 线照片正常，诊断为左颞颌关节脱位，医师手法复位后口腔咬合情况无改善，遂请上级医生复诊，复位仍未成功。后至我处予以治疗，询问患者得知，以往有过几次类似情况发生，均自行按摩后逐渐改善，此次加重。用咬合纸检查，患者左侧磨牙咬合痕迹不清。用轻手法进行口腔外整复，最后施行摇摆手法，用咬合纸复查，磨牙咬合痕迹恢复正常。嘱咐其半流质饮食 2 周，锻炼咬肌，颞颌关节处疼痛 3 日后消失。

（二）距下关节脱位

1. 经验体会

（1）距下关节脱位指距骨与跟骨、舟骨之间的脱位。有关单纯距下关节脱位的报道很少。距下关节脱位在症状、体征、影像上与踝关节脱位容易混淆，常报告为踝关节脱位，经临床医师仔细阅片后才会纠正诊断，因此诊断上必须细致，必须保持骨伤科医师亲自阅片的良好习惯。

（2）距下关节脱位的手法整复方法多，复位时一般有明显的入臼感。常规实施手法顶压复位，如未成功，应充分麻醉和大力牵引，解除交锁方能复位成功，并且能最大限度地预防撕脱骨折的发生。

（3）复位前 X 线照片常因骨影遮挡而难以发现骨折，最好做 CT 检查（最好做三维成像），或整复后摄片复查，以排除骨折。

（4）距下关节完全性脱位必然造成距骨周围韧带不同程度的损伤，需在复位后进行全面的检查，以确认韧带损伤程度，必要时手术修复。

（5）复位后应将关节固定在损伤韧带松弛位2～6周，以保证韧带的修复，防止瘢痕形成、断端回缩以及脱位复发，预防创伤性关节炎的发生。固定时间过短必将影响修复的质量。

2.病案举隅

陈某，男，36岁，下楼梯时右踝内翻位扭伤，即左踝下剧痛、肿胀、畸形，不能活动。查其左足内移、内翻、短缩畸形（图3-2-1A）。X线照片的影像诊断为踝关节脱位，阅片见患者距下关节向内侧完全移位（图3-2-1B），诊断为距下关节脱位。行大力拔伸牵引，向外推挤前足随之外翻，有入臼声和入臼感，畸形消失。照片复查，见距下关节已恢复正常，踝部及跗骨无骨折（图3-2-1C）。行踝足部石膏固定4周，改护踝固定2周，活血化瘀中药内、外兼治。随诊3个月，活动恢复正常。

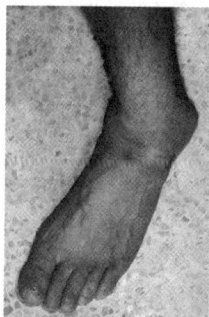

图3-2-1A　距下关节脱位外观　　图3-2-1B　距下关节脱位正侧位 X 线照片

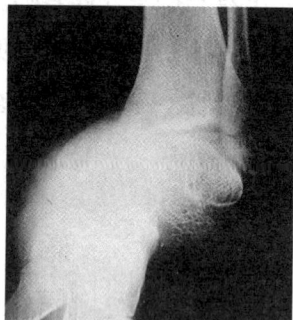

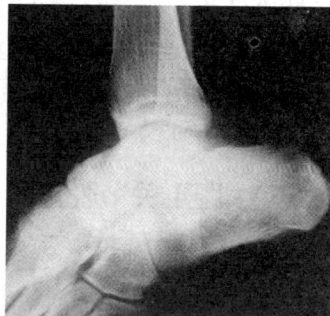

图3-2-1C　距下关节脱位手法复位后正侧位 X 线照片

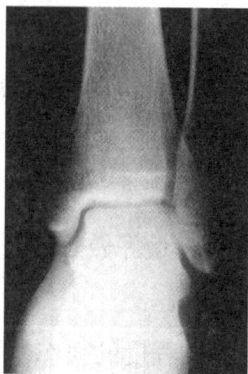

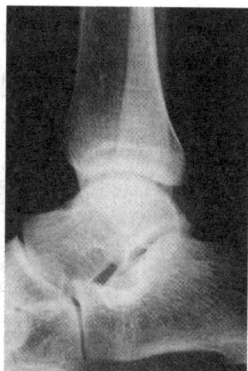

（三）距舟关节脱位

1. 经验体会

（1）距舟关节脱位也很少见，常并发邻近的骨折及术后并发症。作为专科医生，有必要熟知跗骨脱位的常见类型，保证诊断、治疗的准确性。

（2）当临床怀疑跗间关节骨折、脱位时，应常规进行足正位、斜位及踝正、侧位的投照，或者做三维 CT 检查，方能全面反映脱位情况。

（3）距舟关节脱位较跗横关节脱位的损伤要小，整复较易，预后较好，外固定可以相对简化。

2. 病案举隅

彭某，男，38 岁。行走中左足踏于沟渠中摔倒致足部扭伤，当即左足疼痛，不能行走，3 小时后就诊。查体：左足背近端中度肿胀，足前部内翻、内收畸形，距舟关节处压痛剧烈，足活动受限，不能着地。左足正、斜位 X 线照片（图3-2-2）显示，左足距舟关节远端向内、上、后移位，距跟关系正常。

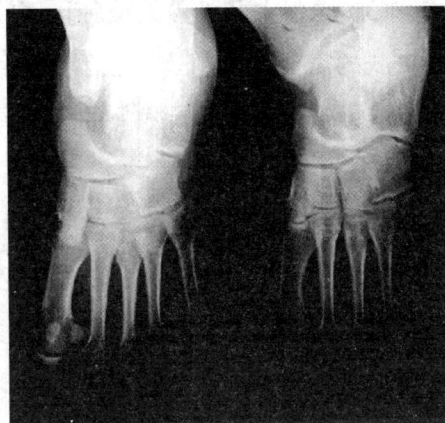

图 3-2-2　距舟关节脱位正、斜位 X 线片

即行手法复位：对抗牵引，将足远端外翻、外展，有入臼感，前足畸形即矫正，经 X 线照片证实脱位整复成功。踝足 "8" 字绷带外固定，抬高患肢，口服活血化瘀中药，并局部外敷 "消瘀散"。2 周后复查，左足仍有轻度肿胀，小腿、足前部皮肤有广泛瘀斑，X 线照片复查，距舟关节无移位。

二、特殊情况的脱位

（一）术前临时复位

1. 经验体会

（1）三踝骨折并胫距关节脱位是一种较为严重的损伤，稳定性差，一般都是在手术之中一并处理骨折和脱位。因为内固定材料消毒等的需要，最早需 1 日后方能手术，这已是常规。但患者骨折及脱位严重，神经受到牵拉，导致疼痛剧烈。如果止痛药不能缓解，不说坚持十几个小时，就是坚持几十分钟都是无法想象的。《大医精诚》曰："见彼苦恼，若己有之。"为缓解剧痛，先行手法复位是可行、有效的方法，一般对手术不会有不良影响，反而有利于手术（例如利于睡眠、消肿、保护皮肤等）。

（2）此种复位的手法并无特殊，但要注意复位时不必强求对位质量，只需大致复位、缓解疼痛即可，不要加重损伤。

（3）虽然中药外敷的消肿止痛效果良好，但因即将手术，出于保护术区皮肤的需要，外用药一般不予使用。但局部冷敷的止痛消肿效果较好，对皮肤无损害，是骨折术前的骨折局部处理的常规，最理想的是冷敷加空气波的一体治疗。

2. 病案举隅

林某，男 35 岁，因车祸致右足踝疼痛、肿胀、畸形，不能活动，半小时后到达当地医院急诊，照片后诊断为右三踝骨折并胫距关节脱位，计划次日手术，但患者疼痛剧烈，难以忍受，注射哌替啶（度冷丁）无效，遂自行来我院求治。患者来院时呼号不已，全身大汗淋漓，右踝外移、外翻、肿胀畸形，踝部拒按，活动重度受限。患者一进病房，就坚决要求立即止痛。再次使用度冷丁注射，剧痛无任何缓解，于是采取先手法复位止痛、择日再行手术的治疗方案。在踝关节局部血肿麻醉下，两助手对抗牵引，用端提手法纠正脱位，局部畸形基本消失，用踝关节后直角护具固定，踝前冷敷。患者剧痛立即解除，夜间安稳入睡，3 天后踝足肿胀消失，即实施了三踝关节开放复位、钢板螺钉内固定术。术中、术后 X 线检查显示骨折解剖对位，内固定稳固，3 日后扶拐下地行走，术后 3 个月复查骨折线消失，开始正常行走。

（二）并发下肢骨折的髋关节脱位

1. 经验体会

（1）髋关节脱位的手法复位成功率很高，个别复位失败的病例在实施全身麻醉后基本都能复位。如果还是复位不成功，则要分析失败的原因，寻求解决问题的途径，必要时开放复位（不得已之举）。

（2）在多发性骨折、脱位的病例中，脱位复位失败的原因则有可能出现在所脱位的关节之外，需要将视线跳出脱位的关节，分析其他部位损伤对脱位整复的影响，并寻求解决的办法。

（3）手法复位不但要能够"按图索骥"，更要理解复位原理，做到"机触于内，巧生于外，手随心转，法从手出"。

2. 病案举隅

患者李某，男，35 岁，车祸后右下肢多处疼痛、畸形、不能活动 2 小时来诊。接诊时见生命指征正常，神志清楚，右髋内收、内旋、短缩畸形，不能活动，右小腿中上段有肿胀、压痛、纵轴叩痛及假关节形成。舌淡红，苔薄白，脉弦紧。X 线照片后诊断为右髋关节后脱位、右胫腓骨中上段骨折并有重叠移位。入院后立即进行手术治疗，计划先实施髋关节脱位手法整复，再行开放整复胫腓骨骨折及内固定。在全身麻醉下，主刀医生按常规实施髋关节回旋法复位，首先进行右下肢"骑跨式"提拉手法，但多次提拉不能纠正髋关节的短缩而无法继续完成手法整复。笔者被请到手术室参加手术，经详细了解病情，制订了新的髋关节脱位整复方案：立即实施胫腓骨骨折护具保护、股骨髁上骨牵引（4mm 骨圆针），安放好牵引弓后，大力顺向牵拉牵引弓，实施髋关节回旋手法复位，结果整复一举成功（有入臼感，髋关节畸形消失，活动度恢复）。立即保持下肢伸髋外展位，并实施胫腓骨骨折开放复位、钢板螺钉内固定术。术中、术后 X 线检查髋关节位置良好，随访结果也非常满意，达到临床治愈标准。

笔者仔细观察、分析，认为骑跨复位的原理是利用医生前臂挽其膝后形成了杠杆的支点，医生在骑跨下压时利用此支点形成股骨的上提，使股骨头前移入臼。因此，手法无效的原因是脱位侧还有胫腓骨骨折，已经形成假关节活动，整复医生的"骑跨"动作不能如常下压小腿，使得手法整复的力学链失去了一个重要的着力点。随后，笔者决定调整整复的力学链，实施股骨髁上骨牵引（入针点较常规点稍偏上，钻入大直径骨圆针），通过牵引弓直接在股骨干上施加牵引力，从而使髋关节顺利复位成功。

（三）髋关节假体置换后脱位

1. 经验体会

（1）人工髋关节置换术后出现股骨头脱位，是较为常见的术后并发症，及时在充分的麻醉下手法复位的难度一般不大。如果手法复位失败，多是由于软组织嵌插等原因，可能会有开放手术复位的需要。但有时也会有关节外因素，必须详加审视。

（2）对于一些陈旧性髋关节伤病患者，术前、术中需要松弛、松解关节周围挛缩的肌肉、韧带，以改善关节的短缩畸形，方能保障假体置换术的顺利进行及术后顺利康复。在这种情况下，就不需要采用常规的整复手法，或使用重手法去克服肌肉收缩，尤其是在全麻下整复时，肌肉松弛充分，只需在股骨大转子外侧直接推挤股骨头向内、前、下，则可复位。此既如《医宗金鉴》所言："或拽之离而复合，或推之就而复。"

2. 病案举隅

李某，女，56岁，因右下肢短缩、跛行55年来诊，经X线照片及CT检查诊断为右髋关节发育不良并脱位，因为数十年未系统治疗，下肢短缩达到了4cm，经过反复讨论，治疗小组制订了详尽的治疗方案，在全麻下实施了髋关节周围软组织松解、全髋关节假体置换术，手术较为顺利。术后做了下肢全长支具外固定，术后第5日，患者自行下床时出现右髋外侧隆起、下肢缩短、跛行。经X线照片，显示假体脱位，遂在手术室行全麻下髋关节脱位手法复位。按照标准的"骑跨式"整复，数次都不能复位成功。我临时参加了手术小组，仔细观察了C形臂的透视影像，未行大力牵引，只是将股骨大转子向内托举，立即有入臼感，立即透视，确认复位成功。此后将外固定改为髋人字石膏外固定 6 周，每周照片复查无脱位，之后改为双拐支撑下地下肢外展位行走，6 个月后，患者弃拐行走正常，未再出现脱位。

（四）先天性髋关节脱位复位并发症的防治

1. 病案举隅

患者女，18 个月，因跛行 6 个月就诊。患儿站立、行走、学语偏晚，行走呈鸭步。经 X 线照片显示为双侧髋关节脱位。球盖角左侧 35°、右侧 40°，前倾角左侧 30°、右侧 60°（CT 测量），左股骨头上移 2cm，右侧上移 3cm。行双侧下肢皮肤悬吊牵引 2 周，下肢牵引位照片见双侧股骨头已下降至髋臼水平。在全麻下行手法整复，左侧一次整复成功，右侧在整复中外展受阻。见股内收肌肌腱紧张呈条索状，即在小切口下切断股内收肌肌腱起点，外展阻力即消失，再行手法复位成功。外展 70° 固定时右髋不稳，加大到 85° 外展后未再滑脱。用可调节蛙式支具外固定，术毕照片，双侧股骨头位于髋臼内，右侧髋关节间隙稍宽。复位术后发现右膝关节不能主动伸直，但右下肢皮肤感觉基本正常、血运正常。行肌电图检查，报告右股神经受损。即解脱右侧髋关节，内收伸直右下肢。同时给予维生素 B_1、替格瑞洛（美络林）治疗。术后 1 个月，右下肢感觉、活动完全恢复正常。计划继续行右下肢缓慢牵引到过牵状态后再手法复位、蛙式支具固定，但家长要求出院。经随访，2 个月后又行手法整复，随后行蛙式石膏固定，1 个月后又发生脱位。随之行开放复位、蛙式石膏固定。1 年后复查，行走仍有不稳，双侧髋关节多次脱位，X 线照片见右股骨头骺碎裂、吸收。

2. 经验体会

（1）髋关节先天性脱位进行手法整复后出现坐骨神经麻痹偶有报道，但有股神经麻痹的情况报道罕见。从本例情况分析，患儿右侧髋关节发育情况很差，导致了复位后的不稳定，需较大的外展角度方能保持髋关节的稳定。而髋关节的较大角度外展固定的牵拉，导致了股神经的麻痹。从骨伤科的专科角度来讲，较为注重髋关节的骨关节畸形，而对髋关节周围的软组织，特别是神经、血管的畸形可能估计不足。本例的情况说明，在这方面需引起我们的充分注意，在做皮肤牵引时，应注意逐渐加大髋关节的外展。同时，球盖角和前倾角大的患儿应做好放弃手法整复的准备，及时行开放复位术。

（2）先天性髋关节脱位的病例虽然越来越少，但毕竟是最为常见的先天性关节脱位。随着婴幼儿保健制度的完善、人民生活水平的提高，通过及时、积极的非手术疗法治疗后仍然需要手术治疗的病例已经非常少了。因此，骨伤科医师应当对此脱位的检查、诊断、手法复位给予足够的重视，熟练掌握。

（3）此脱位是发育障碍性疾病，属于病理性脱位的范畴，发病机制复杂，治疗过程漫长，需要准确判断、周密计划、逐步实施、坚持不懈。即便这样，可能还会有意外出现，只有规范诊疗才是预防副损伤的良策，只有科学对待才是应对意外情况的途径，只有坚持不懈才是成功的希望。

第三节　腰痹

腰痹是腰部慢性疼痛的总称，临床上最为常见的是腰椎间盘突出症和腰椎椎管狭窄症。此节主要围绕这两个疾病进行了归纳总结，其中也包括一些基础性的研究，类型涉及检体诊断、生物力学、动物实验等。

一、不可替代的问诊和查体

随着 CT、MRI 等现代医学影像技术的发展和普及，腰椎间盘突出症的诊断水平显著提高。但有些医师却过度依赖影像诊断，忽视临床诊断，这是一种十分不好的倾向。笔者一直在接诊中坚守重问诊、重查体之外，也注意总结经验，与大家分享。经过分析 1484 例腰椎间盘突出症住院患者后笔者发现，出现频率最高的症状是腰痛和腿放射痛，出现频率最高的体征则是椎间隙压痛及直腿抬高试验阳性，此四项指标与 CT 检查对比，能够反映同一问题，确诊患者与误诊患者的四项指标及 CT 检查均有显著差异（$P < 0.01$），椎间隙压痛与 CT 的椎间隙定位吻合率高于 X 线与 CT 的吻合率（$P < 0.01$），中央型与旁侧型的体征差异主要在直腿抬高试验（$P < 0.01$）方面。通过以上观察可以得出这样的结论：临床诊断是腰椎间盘突出症诊断及鉴别诊断中最重要的方面，上述四项指标是该病的主要临床诊断指标。

笔者认为，中医诊断依赖"四诊"，骨伤科的诊断更多了"摸诊、量诊"这两个方面，构成了"六诊"，而腰椎间盘突出症的专项体格检查就包括在"摸诊"范围内。诊疗过程是一个系统的过程，都说治病就像打仗，那么，诊断就是侦察，来不得半点马虎。症状学资料与体格检查是诊断腰椎间盘突出症的最重要依据，影像检查则是临床检查的补充，不可能完全反映椎间盘的病理实质（椎间盘突出症的致痛因素远不止突出物的机械压迫这一种），更不可能取代临床检查，只有在与临床症状、体征相符时影像检查结果才有意义，这也正是"腰椎间盘突出症"与"腰椎间盘突出"的区别所在。几十年前就有循证医学证据证实，在无症状的年轻人当中，有相当多的样本影像学检查是有椎间盘膨出甚至突出的，这已经为人们敲响了警钟。当下，我们经常可以看到门诊医师在问诊之后就开检查申请，一经影像学检查提示椎间盘膨出、突出，不管程度、部位如何，有无症状、体征，就随意诊断和治疗，这是不正确的做法。笔者认为，有必要加深对此病实质的认识，重视体格检查。

二、腰椎牵引的机制与技术要点

（一）牵引的机制与限度

腰椎牵引是治疗腰椎间盘突出症的常用治疗方法，但是在实践中有些医生还是顾虑重重。有人认为，腰椎牵引只适合少部分病例，有人则认为腰椎牵引容易出现副损伤，也有人认为腰椎牵引效果非常有限。笔者通过对腰椎间盘的解剖学特点和生物力学特性及腰椎牵引的力学理论等综合分析，研究了腰椎牵引对腰椎间盘的作用机理，认为腰椎牵引可以使腰椎间盘间隙增宽，降低椎间盘内压，使神经根管和侧隐窝矢状径增大，有利于解除突出物对神经根和硬膜囊等相邻组织的压迫及刺激，使局部血液循环和代谢得以改善。但腰椎牵引所产生的负压，并不能使突出的髓核回纳。

（二）适应证与安全性

应该说，腰椎牵引适合于大部分的腰椎间盘突出症病例，是一项有效、安全的基础治疗方法。只有在腰椎明显失稳、神经受压严重等情况下，才不考虑腰椎牵引治疗。在牵引中出现明显不适状况的病例 < 1%。为了更大限度地保障安全，医生可以做一个预牵引试验：让患者俯卧在诊疗台上，嘱咐其双手拉住床头，医生握住其双踝向下牵拉，如果牵拉时诱发了疼痛，则该患者不合适做腰椎牵引。

（三）信息全面的治疗单

在开具治疗单时，不仅要对牵引次数做出要求，还应该根据患者的具体情况，综合牵引力的方向、大小、时间及牵引体位等，开出一个要素齐全，能让患者知情、让治疗师明了的牵引处方。理论上，腰椎牵引最好要在屈腰体位（仰卧、俯卧都可）下进行，虽然增加了操作的难度，但对于特殊病例是完全必要的。当然，俯卧体位（除非是俯跪位）一定程度上会影响呼吸，患者难于承受，一般不可取。

腰椎牵引力的选择跨度很大，与很多因素有关，如体重、体质、年龄、状况等。一般是从小量开始（1/5 体重），待患者适应后逐步增加（最大为体重的 1/2）。一般 10 次为 1 个疗程，根据病情和疗效，进行 1 ~ 2 个疗程的治疗（在 2 个疗程间中断治疗 3 日，尽量卧床休息）。

（四）操作要领

1. 牵引绑带固定要有效　牵引带下要衬一定厚度的软垫，才不会对胸廓和骨盆形成过大的压力（压强）。上身绑带位置应该绑在肋骨下缘，下身绑带则应在骨盆上缘。绑带的松紧度要偏紧一点，以能够忍受、不影响呼吸为度，否则，牵引效果将大打折扣。

2. 牵引模式要限定　一般有持续和间歇两种，大部分患者都不适应间断牵引法，并且在完成牵引后，床板急退时，也会产生疼痛和恐惧。因此，尽量不要使用间歇模式，还要避免牵引结束后的床面急退。在牵引之后，腰椎肌肉处于相对的松弛状态，有一种失稳的感觉，需要平躺休息（最好是在牵引床上）10～30分钟。

3. 牵引要勤观察　治疗师在牵引过程中应全程注意观察患者的反应，尤其是在牵引的初段。应主动、及时地询问患者的感觉并做出相应的反应和调整。一旦患者出现不适，应当马上停机，不要让床板回位，然后询问患者的感觉，测量脉搏、血压。如有异常，及时呼叫医生进行处理。一般情况下，平卧休息10～20分钟就能缓解。以后是否继续牵引，需征求医生的意见。

三、胶原酶注射治疗腰椎间盘突出症

胶原酶注射治疗腰椎间盘突出症曾经在20年前风靡一时，之后受到疗效的影响，此种疗法的应用已经大为减少。根据药品说明书和笔者做过的体外溶解试验，胶原酶确实对椎间盘髓核有溶解作用（需几十个小时完成溶解）。而疗效不理想则主要是由于人体结构无法形成一个供胶原酶溶解髓核的"容器"。为了寻找替代的治疗途径，2005年，笔者尝试在硬膜外腔穿刺，微量泵注射胶原酶治疗腰椎间盘突出症，并且进行了较大样本的临床观察。

通过改良硬膜外腔微量泵注射胶原酶的方法治疗腰椎间盘突出症患者45例（含术后复发1例、腰椎管狭窄3例），行硬膜外穿刺成功后造影透视定位，留管，头高俯卧位，用微量泵推注胶原酶1200U（溶于5mL生理盐水），4小时匀速滴完，拔管。注药3日后临床疗效有效率为82.1%，影像学评价有效率为 67%，无一例发生明显不良反应，无症状加重。临床取效的原因，主要是胶原酶对硬膜外腔、神经根袖的粘连的溶解、松解作用；同时，硬膜外腔间隙给药，也可使椎间盘突出导致疼痛的一些炎性介质发生化学反应，从而缓解神经根性疼痛。

这种方法操作简便，安全有效，使硬膜外腔注射法得到了改进（以往都是一次性推药），如果把握好适应证，可以取得满意的疗效。虽然此疗法最后未能推广开来，但胶原酶治疗粘连的作用是确定的，对硬膜外粘连明显而采用其他非手术治疗无效的病例，仍然是一种可供选择的途径。遗憾的是，4 个小时的缓慢注射仍然会导致药物在硬膜外腔的弥散，不能稳定地保持有效的溶解浓度。目前这还是一个无解的难题，有待科学的进一步发展来解决。

四、腰椎间盘突出症的非手术疗法选择

腰椎间盘突出症的非手术疗法很多，医生一般都会根据自己的经验选用，但是有时候会出现过多的处方或治疗单。究其原因，一是以自己的习惯实施治疗，二是认为治疗手段越多则效果就越好。笔者的经验表明，一般情况下，同时采用 3 种疗法就已经足够。我们在选择疗法时都应关注以下几个方面。

1. 不为习惯所束缚，而以疗效为目标　虽然腰椎间盘突出症的患者很多，但并非"千人一面"，每个患者的体质、发病原因、病情轻重等都不一样。中医讲究辨证论治，现代医学讲究个性化治疗。因此不能以自己的习惯来作为选择治疗方案的依据，而是应该以疗效为目标，根据病情进行选择。

2. 控制疗法的数量，不盲目组配　诸多疗法中间，最有效的疗法数量是有限的，在临床上，小处方能够解决大问题。同时，疗法之间会有交互效应，选用的治疗方法越多，效应就越复杂。因此，要尽量控制疗法的数量，节约医疗资源，减轻患者负担。从疗法选择的原则上讲，应该采用阶

梯疗法,当前一类疗法无效之后,再选择进一步的治疗。将所有治疗方法和盘托出,不符合逐级施治的原则,也不符合患者利益。

3. 发挥特长,突出中医特色 作为一名骨伤科医生,在选择治疗方法时,必然要突出中医特色。也就是"能中不西、先中后西、中西结合"。当自己的知识和经验估计中医疗法的效果不逊于西医疗法的时候,选择中医疗法;当疗效难以预料的时候,先实施中医疗法,效果不好时再实施西医疗法;估计中医西医疗法同时进行最好时,就同时采用中、西医疗法。这是中医骨伤科医生的特长和本色。

4. 客观评价疗法效果,正确引导患者 正确客观地评估治疗方法的效果,反映了医生的学识水平和职业操守。有些疗法的效果容易被放大,例如牵引治疗、按摩治疗、冲击波治疗、微创手术等。专业常识告诉我们,没有包治百病的药物和疗法,任何疗法都有它的适应证,一旦患者被误导,最终对医患双方都是不利的。在医疗过程中,患者享有知情权,医务人员有责任让患者知晓实际情况,进行正确的引导。

5. 不同疗法需适度酌情采用 有些治疗方法不宜无差别使用或长期使用,例如:激素(冲击)疗法。激素是有明显副作用的,还可能出现药物依赖等,只有在常规治疗效果不好或某些特殊情况下,需要尽早控制病情时才予应用,且应用时间不宜超过3天;体外冲击波疗法只适合轻、中度的髓核突出和神经轻度受压的病例;腰椎牵引只适合于轻、中度的髓核突出者,对于病程较长、椎间已出现骨桥或后纵韧带骨化者无效;针刀疗法不可能在椎管内操作,只能改善腰椎后侧肌肉、韧带的粘连、增厚等病理改变,控制病情有一定的限度;介入治疗主要适用于早期、轻度的患者,尤其适宜于椎间盘源性腰痛,过于扩大适应证是不可取的;有些中药敷贴疗法具有不错的止痛效果,但对重度的神经受压者常无明显作用,还容易对皮肤造成很大的损伤,不利于后续的治疗;非手术治疗能够解除或缓解大部分患者的痛苦,但较难长期解决神经严重受压患者的病痛,如果不及时采取手术治疗,可能影响神经功能的恢复,此类情况应在3个月内实施手术。

五、"腰痹汤"治顽痹

(一)经验体会

1. 难以取效的腰椎间盘突出症病例及腰椎管狭窄症属于"顽痹"的范畴,是骨伤科的疑难病症。此病症好发于老年男性,常见病因为腰椎退行性变,病机较复杂,治疗难度大。笔者针对此病以肝肾亏虚为主,常又夹湿、夹瘀的特点,根据以往的经验,笔者研制了"腰痹汤"(方药、方解见第五章)用于治疗。该方在独活寄生汤的基础上做了一些加减,主要增加的药味为虫类药、藤类药,以增加祛风通络的效果。但这两类药物中有些药物具有一定的毒性,如全蝎、蜈蚣、土鳖虫、水蛭、虻虫、丁公藤、雷公藤等,务须谨慎使用、短期使用,同时,需要久煎;还要注意与患者充分沟通,及时观察不良反应,必要时立即停药复诊。处方服用2~4周,每服药1周停服3日。该病的病理机制与腰椎手术失败综合征(FBSS)有些类似,笔者将治疗 FBSS 的方法引用到本病的治疗中,开展中药内外兼治,采用透药专方"通痹液"(见第五章第二节),并使用中低频脉冲治疗仪(近年使用中医定向透药治疗仪)进行腰椎局部治疗,明显提升了治疗效果。

2. 藤类药、虫类药的运用要点:本方常配伍虫类(小型动物)、藤类药物使用,根据兼症的不同,可在以下 10 味(表 3-3-1)药物中选用。动物药在疑难急诊中有特殊的用途和良好的疗效,然而孙思邈早有"至于爱命,人畜一也"和"不用生命为药"的告诫,必须保护环境,慎用此类药物。下表中的海马,近年国家进行了管控,有的品种属于国家保护动物,禁止售卖,笔者现多用海龙替代。海龙较之海马,药性更强、更经济,打粉用量都是 1g。打粉的目的是为了提高疗效、降低费用以及节约资源。

表 3-3-1 习用的虫类、藤类药

类别	药名	性味	归经	功效	应用	用量（g）
虫类	乌梢蛇	甘，平	肝	祛风，通络，止痉	风湿痹痛	6～12/3
	海马	甘，温	肝、肾	温肾壮阳，散结消肿	腰膝酸软，损伤疼痛	4～10/1
	地龙	咸，寒	肝、脾、膀胱	清热通络	热痹	5～10/1
	土鳖虫	咸，寒，有小毒	肝	破血逐瘀	骨折筋伤	3～9/1
	全蝎	辛，平，有毒	肝	通络止痛，解痉	风湿顽痹	3～6/1
	蜈蚣	辛，温，有毒	肝	通络止痛，解痉	风湿顽痹	3～5/1
藤类	海风藤	辛、苦，微温	肝	祛风除湿，通经活络	风湿痹痛	6～12
	络石藤	苦，微寒	心、肝	祛风通络，凉血消肿	风湿痹痛，痈疡	5～15
	鸡血藤	苦、甘，温	肝	行气补血，舒筋活络	风湿痹痛，手足麻木	9～15
	首乌藤	甘，平	心、肝	养血安神，祛风通络	风湿痹痛，虚烦不眠	15～30
	大血藤	苦，平	大肠、肝	清热解毒，活血祛风，止痛	风湿痹痛，跌扑损伤	9～15
	忍冬藤	甘，寒	肺、胃	清热解毒，搜风通络	风湿热痹	9～30

注：在"用量"一列中，"/"之后的数值为粉剂的用量。

（二）病案举隅

姚某，男，69岁，近3年来腰腿胀痛无力逐渐加重，每步行几分钟就因症状加重而被迫坐下休息，无法出门，十分苦恼。

CT检查后诊断为腰椎管狭窄症，多家医院建议椎管减压椎体融合内固定手术。患者自己考虑年龄偏大，手术规模和费用也较大，不想手术，2015年5月来诊。接诊后查体：腰椎板直，活动中度受限，腰骶椎无明显压痛及放射痛，下肢腱反射、肌力、活动基本正常，双腿轻度肿胀，舌胖，苔稍白腻，脉细弦。诊断为腰痹，为肝肾亏虚、夹瘀夹湿之证。

治疗采用笔者经验方"腰痹汤"加味：独活10g，秦艽10g，泽兰10g，桑寄生10g，怀牛膝10g，熟地黄10g，杜仲10g，鸡血藤10g，乌梢蛇20，甘草5g，增加了海马1g（打粉），全蝎1g（打粉），海风藤10g，海桐皮10g，每日1剂，久煎服。服用1周后腰痛腿胀明显减轻，继续服用原方1周后去全蝎，再服药1周后去海马、海风藤，每服药1周后停服3日。服药4周后无任何不适，下肢肿胀消失，能外出散步半个多小时，患者感到健康水平和生活质量有了大幅的提升。

六、腰椎手术失败综合征（FBSS）中医治疗

（一）发病机制

腰椎间盘突出症的手术治疗推广速度很快，随之而来的是相当多的对于术后后遗症（如FBSS，发病率≥10%）的治疗问题。在病理学上，此病是术后椎管内的瘢痕形成与神经粘连。笔者认为，手术导致组织受损、血溢脉外，离经之血阻滞气机、瘀阻经脉，经气不利，则为疼痛，瘀血如不及时消散，还可化湿生水聚痰，形成癥块。笔者的经验方通痹液由桃仁、红花、丹参、田七、土鳖虫、大黄、乳香、伸筋草、防己、黄芪等10味中药组成，具有活血祛瘀、利水通络之功。药液配合透药设备低频脉冲电作用于人体，能改善局部血液循环、减轻组织水肿、促进炎症产物的吸收、加强局部组织的营养和代谢、扩大细胞与组织的间隙、软化瘢痕和松解粘连、减轻疼痛等。同时，低频电通过提高组织膜的通透性，能使药物分子由于药物浓度梯度的扩散作用，通过皮肤的组织间隙与细胞间隙较多地进入体内，形成药物分子堆。此疗法是电流和药物协同作用，能降低局部炎症反应程度，抑制成纤维细胞的增殖和生长，减少胶原纤维形成，达到一定的治疗作用。

（二）组方要点

在组方时，笔者结合仪器设备透药的特点，尽量使用分子量小、水溶性为主的中药，以利于药物的提取和仪器工作的效能。以往认为是药物的离子导入皮肤，其实，中药里能够形成离子的药味非常之少，几乎无法组方，如果朝此方向探索，估计难以取得预期效果。

（三）治疗要点

目前此疗法使用的设备是中医定向透药治疗仪，经常配有厂家指定的药贴，这样其实限制了治疗的效果。其一，中医讲究辨证论治、辨病论治，厂家的唯一处方不可能适合所有病情；其二，各个医院甚至不同的专家都有行之有效的院内制剂或经验方，如果弃而不用，实在可惜；其三，药贴难以加热，经过加热的药垫是最适于局部治疗的，效果也要好得多；最后，配用的药贴价格也要贵得多，增加了患者的负担。

（四）综合疗法治疗腰椎手术失败综合征

1. 临床总结 许多专家认为，FBSS 与 PLID（腰椎间盘突出症）同为腰痹，临床表现相近，可以采用类似的方法治疗。20 年前，笔者所工作的单位——湖南中医学院第一附属医院骨伤科就已经将腰椎间盘突出症的中医综合疗法扩大到 FBSS 的治疗，也取得了较好的效果。研究团队总结了 47 例中医药综合治疗 FBSS 治疗效果（与 14 例手术治疗组对照），结果表明，中医综合疗法治疗 FBSS 最为有效的形式是中药内治＋中药透入＋腰椎牵引，其与手术治疗比较，疗效相当、费用较低，有较好的临床应用价值。

2. 发展方向 中药（特别是活血化瘀类中药）佐以推拿、针灸、理疗等，对预防和治疗 FBSS 有明显疗效。实验研究证明，黄芪、丹参等中药具有较好的抗纤维化作用。在应用化学药品来预防椎管内瘢痕粘连尚未取得肯定性结果及再次手术的成功率存在很大差异的情况下，使用中药作为新的术中置入物以及在腰椎术后使用中药或者中西医结合来预防和治疗，是一个新的研究方向。从中药干预的途径来讲，中药局部使用，尤其是通过仪器设备透药，能够加强病变局部的中药浓度，提高疗效，是一种非常具有发展前途的疗法。在中医药干预的时间节点来讲，应当将实施干预的时间从目前的 FBSS 形成之后，前移到术后（椎板切除膜形成之前）、术中、术前，这样，将是"治未病"理论的最好体现。

七、腰椎手术中固定融合的取舍

（一）经验体会

1. 利弊分析　近年来，椎体融合内固定术在临床上被非常广泛地应用于腰椎间盘突出症、腰椎椎管狭窄症的治疗中，该术式对腰椎失稳的病例有增强脊柱稳定性、防止病情复发的作用。但与非融合固定手术相比，该方法存在手术时间较长、出血量较大、术后恢复较慢、费用较高、容易继发"邻椎病"等问题。因此，对融合固定的采用应持谨慎态度，国内许多专家已经多次呼吁要重视这一问题。

2. 严守适应证　腰椎手术融合固定的适应证其实非常明确，即适用于椎体失稳或估计术后将会失稳的病例。而且，腰椎失稳的含义是非常明确的——指腰段各节段间运动范围异常或关节错位。我们除了警惕盲目跟风之外，还需要对病情，尤其是影像征象进行客观、正确的分析，要利用一切诊断技术对出现症状的责任部位进行确认，方能"精确打击"。例如，骨桥、椎间盘钙化等，往往并不是压迫神经的因素，而是人体自身维稳的应答改变，若此时进行融合、固定就显得多余和不恰当了。

3. 临床实践　在笔者的经验中，对没有腰椎失稳的患者只做椎板、神经根管减压即可获得预期的疗效，且疗效不低于做了椎体融合、钉棒固定的病例。最多时，笔者曾经做过 3 个节段的椎管减压，未出现术后失稳，也遇到过先做了单一减压手术后病情好转，随后又在其他医院接受了融合内固定，但未获进一步疗效的病例。

（二）病案举隅

徐某，男，70 岁，因腰腿疼痛、无力、间歇性跛行（一次仅能步行数十米）2 年，经过中药补肾壮骨、活血通络，以及针灸、按摩、理疗等治疗无效，几家医院建议行腰椎管减压、椎体融合、钉棒固定手术，患者拒绝椎体融合及钉棒固定手术而来诊，希望通过有限手术（仅仅椎管减压）能够解决问题。

查体，腰椎无畸形，无压痛，双侧大腿肌肉稍萎缩，肌力基本正常，膝反射正常，双跟腱反射稍弱，直腿抬高试验阴性。腰椎 X 线照片及 MRI（图 3-3-1）显示腰 4/5 椎间隙稍狭窄，骨桥明显，腰椎椎体无移位，椎间盘向后突出、突出物钙化、侧隐窝狭窄、黄韧带稍肥厚，腰椎动力位片显示椎体稳定，诊断为腰椎椎管狭窄症。根据具体情况仔细研究后，我们满足了患者的要求，只为患者实施了半椎板切除，并行椎管和神经根管减压术，同时配合院内中药制剂"益督丸"以益肾通督。术后不到 1 周，患者疼痛缓解出院，半年后随访，患者下肢乏力现象已经基本消失，能够一次步行数公里和出游，同时，X 线照片复查也未见腰椎出现失稳征象。

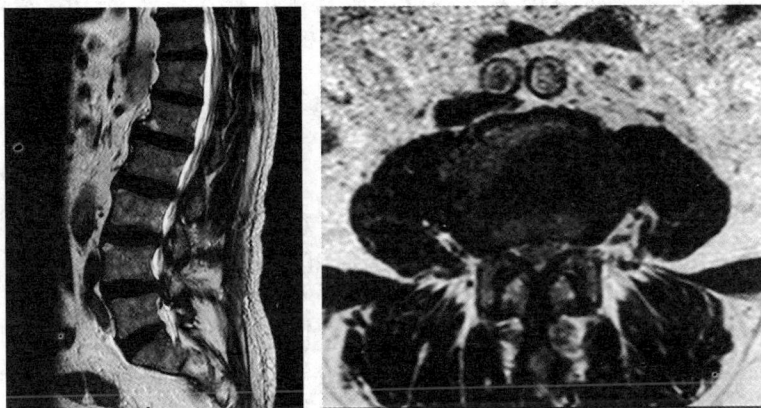

图 3-3-1 腰椎管狭窄症腰椎 MRI 矢状位及水平位

第四节 骨痹

骨痹（骨关节炎）是骨科常见的难治性疾病之一，临床上还没有一种能够根治该病的特效方法。中医治疗骨关节炎是中医骨科的优势病种之一，其疗效可靠、经济适用、不良反应少，是国内膝骨关节炎治疗的重要手段。笔者带领的团队对骨痹的研究较多、较为深入，尤其是针对牛膝治疗骨痹做了系统的研究，除了临床研究总结外，还开展了许多基础性实验（如动物实验等）。

一、对骨痹的再认识

（一）病名内涵

与"骨痹"对应的是西医所称的"骨关节炎"，与"膝痹"（近年改为"膝痹病"）对应的是"膝骨关节炎"，膝部是骨痹最好发的部位。笔者认为，中医病名的命名传统主要是以症状为基础的，如"骨痿""骨蚀""骨痨"等，有时中医使用"病"字，多见于系统疾病，如"肝病科""脾胃病科"等。因此，笔者以为，命名应坚持中医特色，应该有系统性，因此，此处仍然使用"骨痹""膝痹"的命名。

（二）病机要点

老年肝肾不足或劳损，加之外伤损伤气血，或风、寒、湿、痰、瘀客滞于膝部，气滞血瘀，痹阻经络，筋骨失荣为本病的基本病机，本虚标实为其特点。肝肾亏虚，则筋骨失于濡养，"不荣则痛"；外感邪气闭阻筋脉，"不通则痛"；筋脉失养，久则拘急不利，故可见关节活动受限、僵硬。

骨痹一般分为四型：风寒湿痹证、风湿热痹证、瘀血痹阻证、肝肾亏虚证。临床尤以肝肾亏虚证最为多见。

（三）注重局部辨证和辨病施治

虽然本病的证型较多，但慢性阶段的外象常常不太明显，按"四诊"分型常有困难。因此，辨证上还要重视局部辨证、辨病施治。膝痹的局部症状、体征常常多于"四诊"所获，其慢性期的特点是筋骨俱虚。

（四）治则治法

1. 治则 膝痹治疗需辨标本虚实，急则治标，缓则治本。急性期、发作期应分型辨证以治标，慢性期宜补益肝肾，强壮筋骨，补气血以治本。本病的病性多为"本虚标实"，故常以固本为主，兼顾祛邪，体现中医"辨证论治、标本兼顾"之原则。

骨痹的治疗还应遵循"内外兼治、防治结合"的原则。内外兼治从多种途径治疗，是提高疗效的不二选择；防治结合则是强调患者要早就医、早干预，配合科学的运动方法治疗疾病。

2. 治法　笔者认为，骨痹（慢性期）应"从肝论治"，以往治疗骨痹沿用补肾治法，疗效并不理想，当另辟蹊径。膝是"筋之府"，而"肝主筋"，因此，骨痹（尤其是肝肾亏虚证）应在补肾的基础上重视补肝，以补肝为主，即"从肝论治"。专项实验证实，骨碎补、牛膝、鹿茸、龟甲、淫羊藿等补肝中药（归经于肝）能够促进关节软骨的形成和骨细胞的增殖。

二、关于牛膝的应用与研究

（一）临床经验

1. 选药的考量　补益肝肾类中药自古就常用于骨痹的治疗，近期的现代药物学研究表明，一些补益肝肾类中药（如牛膝、鹿茸、龟甲、淫羊藿、骨碎补、杜仲等）能促进关节软骨的修复与增殖，临床使用取得了良好的效果，有些方药与同类西药疗效相当。笔者选择怀牛膝作为治疗骨痹的重要用药进行观察研究，主要出于以下几方面的考虑。

（1）全面的性能：在治疗骨痹的众多中草药中，牛膝的性能尤为优异。牛膝味苦、甘、酸，性平，归肝、肾经，能活血通经、补肝肾、强筋骨、引血下行。牛膝能够兼顾膝骨关节炎治疗的各个方面，既补肝肾亏虚，又祛瘀滞湿热，标本兼治，还能作为膝骨关节炎的"引经"药。可以设想，牛膝能"强筋"，应当包括了对关节软骨等的防退变、促修复功能，是对骨痹"治本"功效的重要体现。

（2）极高的使用频率：刘向前、孙志涛等通过对古方和专业杂志的统计，在治疗膝骨痹的中药中，牛膝的使用频率最高。笔者在治疗骨痹时，牛膝也几乎是必用之药。如此高的使用率，说明了古今专家对牛膝治疗骨痹效果的高度肯定。

（3）优越的性价比：古今治疗骨痹的中药之中不乏贵重之品。作为慢性病需要久服的方药，价格是很重要的一个要素。牛膝治疗该病的效果突出，价格又非常亲民（在上面提到的6味中药中，价格是最低的），临床效果好的同时，患者接受度尤其高，具有持续开发的潜力。

（4）牛膝的负面作用：一是可能导致堕胎，因而孕妇忌用，这是使用活血化瘀类中药的常识。此外，古籍中曾有牛膝"恶龟甲"的记载，即两药合用可能会减低疗效，当然，这一理论目前尚未得到证实，而且，古代名方虎潜丸、河车大造丸、左归丸、镇肝熄风汤等都包含了这两味药物，因而这一提法似不足为怪。

2. 区分两种牛膝

（1）怀牛膝偏于补肝肾、强筋骨，川牛膝偏于活血祛瘀，这是必须要明确区分选用的。因此，处方中千万不要川、怀不分。笔者所开展的牛膝治疗骨痹研究所采用的都是怀牛膝。

（2）牛膝应酒制。明代《本草纲目》曰："牛膝乃足厥阴、少阴之药。所主之病，大抵得酒则能补肝肾，生用则能去恶血，二者而已。"目前牛膝有效成分的提取方法很多，但以醇类物质作溶剂提取有效成分的方式最成熟。笔者借助牛膝醇提工艺来增加牛膝药用效果，提取物中主要有效成分包含多糖类、皂苷类、甾酮类、黄酮类等，具有显著的促进成软骨细胞增殖的作用。就川牛膝、怀牛膝而言，怀牛膝的醇提价值更大。

（3）如果是单味药口服，两种牛膝的口感差距很大。川牛膝有些甜味，好入口；怀牛膝（尤其是醇提液）口感苦涩，入口有些难度。笔者曾经做过一些改良口感的探索，有一定改善，但还不够成熟。因此，如果在复方中使用怀牛膝，要考虑到优化口感的配伍。

3. 疗效系统观察

（1）局部透药：

①牛膝醇提物透入治疗膝骨关节炎：为了验证牛膝醇提物透入治疗对膝骨性关节炎的临床疗效，选择 70 例单膝骨性关节炎患者，采用随机对照研究方式分为治疗组（采用牛膝醇提物透入治疗）、对照组（采用正清风痛宁注射液透入治疗），用中医定向透药治疗仪给药，连续治疗 3 周，观察、比较两组治疗前后波士顿利兹骨关节炎（BLOKS）评分、西安大略和麦克马斯特大学骨关节炎（WOMAC）评分及膝关节负重与非负重疼痛积分。结果显示，牛膝醇提物能有效降低患者 BLOKS 评分中滑膜炎、关节积液积分，降低 WOMAC 评分及膝关节负重、非负重痛积分，且与治疗前对比差异均有统计学意义（$P < 0.05$）；两组治疗后行组间对比，在关节积液、滑膜炎及膝关节非负重痛积分上，两者差异无统计学意义（$P > 0.05$）；而在 WOMAC 评分、膝关节负重痛积分上治疗组优于对照组，且差异有统计学意义（$P < 0.05$）。以上结果表明，牛膝醇提物透入疗法可有效减轻膝骨性关节炎疼痛，改善关节肿胀和活动度，疗效优于正清风痛宁透药治疗。

②牛膝醇溶液局部透药联合硫酸氨基葡萄糖治疗膝痹：牛膝醇提物局部透药治疗可在不通过血药屏障的情况下提高局部组织药物浓度，笔者经常在口服药物的同时配合透药治疗，获得了满意的疗效。研究团队对此进行了系统的临床观察。将 75 例膝痹患者随机分为 3 组（每组 25 例），A 组治疗组接受牛膝醇溶液透药及口服硫酸氨基葡萄糖治疗，B 组只用牛膝醇溶液透药，C 组只口服硫酸氨基葡萄糖。连续治疗 6 周后 3 组各项临床评分较治疗前均显著好转（$P < 0.05$），但各组间的 VAS 评分差异无统计学意义（$P > 0.05$）；而在 WOMAC 评分、膝关节肿胀评分上，综合治疗优于单一治疗（$P < 0.05$），单一治疗的组间无差异（$P > 0.05$）。研究证实牛膝醇溶液关节外透入治疗，能有效减轻膝骨关节炎患者负重痛、降低 WOMAC 积分、BLOKS 滑膜炎及关节液积分，对膝骨关节炎具有良好的疗效。也证实了牛膝醇溶液透药联合硫酸氨基葡萄糖治疗膝骨关节炎明显

优于单独使用牛膝醇溶液或者硫酸氨基葡萄糖。其疗法简单易行，疗效良好，不良反应较小，医疗费用低廉，易于被患者所接受。同时，此疗法也体现了中西结合、内外兼治的学术思想。

③透药治疗滑膜炎：另外，课题组还进行了牛膝醇提液透入治疗膝关节滑膜炎的临床观察。将 80 例膝关节滑膜炎患者随机分为两组，治疗组 40 例使用牛膝醇提液透入治疗，对照组 40 例使用正清风痛宁注射液透入治疗，连续治疗 3 周。结果显示，治疗后两组各项临床评分指标均较治疗前改善（$P < 0.05$）；治疗后两组 VAS 评分差异无统计学意义（$P > 0.05$），治疗组患膝 B 超积液量、关节肿胀评分、关节活动度评分均优于对照组，差异有统计学意义（$P < 0.05$）。研究证实牛膝醇提液透入疗法治疗膝关节滑膜炎能有效地改善关节活动度，减少患膝 B 超积液量，减轻膝关节肿胀。

④病案举隅

患者林某，女，61 岁，双膝劳累后疼痛、肿胀、跛行 2 日来诊。查体：体温、脉搏正常，双膝中度肿胀，浮髌试验弱阳性，无发红发热，双髌周有压痛，膝关节活动轻度受限，舌红，苔薄黄，脉弦细。血常规正常，血沉稍快，B 超、X 线照片检查诊断为双膝骨关节炎（滑膜增厚、中等量积液）。住院后，口服中药清痹汤（笔者经验方）：秦艽 10g，泽泻 10g，苍术 5g，川牛膝 10g，赤芍 5g，甘草 5g，每日 1 剂分 2 次服。双膝用中药牛膝醇提液行中医定向透药仪治疗，次日见膝关节症状和体征开始缓解，10 日后症状、体征基本消失，B 超复查滑膜厚度和积液量都基本恢复正常。

上述牛膝醇提液配合西药（硫酸氨基葡萄糖）口服治疗获得良好效果，牛膝醇提液配合中药内服同样可以获得满意疗效，选择汤药比选用西药的余地要更大一些。牛膝醇提液透药时需要引起注意的是：局部热象明显、皮肤乙醇过敏者不宜适用透药治疗，尤其是较长时间的治疗，以免引起皮肤病损。

（2）牛膝（醇提液）对人体软骨细胞体外增殖的作用：为了探讨牛膝

对人关节软骨细胞体外增殖的影响，研究团队开展了以下临床实验。

膝痹患者口服不同浓度牛膝醇提物，收集不同浓度牛膝含药血清。取膝骨关节炎行关节置换手术患者的关节软骨，将其剪碎后采用Ⅱ型胶原酶溶解消化软骨细胞，甲苯胺蓝染色确定软骨细胞的存在。将第3代软骨细胞分别接种于空白对照组和含药血清高、中、低剂量组。荧光倒置相差显微镜观察软骨细胞形态和结构，CCK-8法检测软骨细胞增殖情况，RT-PCR法分析软骨细胞基因Ⅱ型胶原mRNA表达水平。结果显示，牛膝含药血清高、中剂量组细胞增殖率高于对照组（$P < 0.05$）；RT-PCR法检测显示牛膝含药血清高、中、低剂量组细胞增殖率均高于空白对照组（$P < 0.05$）。以上结果证实，牛膝含药血清能够促进人软骨细胞增殖及Ⅱ型胶原表达，增加软骨外基质的合成，促进软骨细胞损伤的修复。这为中药干预下的骨关节炎患者关节软骨体外增殖的组织学工程的实现提供了实验依据。这也是研究团队对牛膝治疗骨痹创新研究的重要一环。

（二）动物实验

笔者认为，要深入揭示事物的本质和规律、提出新理论、攻克新难关、提高医疗质量，就有必要借助现代技术开展基础医学研究（例如动物实验研究），为临床工作提供科学的依据。为此，研究团队针对牛膝治疗骨痹开展了多方面、多层次的基础研究。

1. 牛膝治疗骨痹的机理、疗效及其比较

（1）牛膝醇提物体内诱导兔骨关节炎模型软骨修复的病理学观察：为了观察牛膝（醇提物）对兔骨关节炎模型软骨病理学改变的影响，将实验兔分为空白组和骨关节炎模型组（将造模成功后的实验兔随机分为骨关节炎模型对照组、骨关节炎模型治疗组），分别予蒸馏水、牛膝醇提物灌胃4周后进行关节粘连改善度测定以及软骨病理标本大体观察、Pelletier评分、HE染色、Mankin评分、Ⅱ型胶原表达免疫组化检测。实验结果表明，牛膝醇提物能改善关节粘连，有效刺激软骨细胞增殖，增加软骨Ⅱ型胶原表达，恢复软骨基质成分，稳定潮线结构，修复软骨损伤。此实验对牛膝

修复骨关节炎软骨的退变提供了实验数据和基础，极大地促进了后续的实验研究和临床应用的开展。

（2）对急性软骨损伤的病理学影响：课题组将 24 只新西兰大白兔随机分为对照组、低剂量组、中剂量组、高剂量组（每组各 6 只），采用锐器刻痕法进行急性软骨损伤模型造模后，低、中、高剂量组分别给予牛膝醇提物 1、3、6g/（kg·d）灌胃，对照组给予等量蒸馏水，每日 2 次，共灌胃 4 周。采用免疫组织化学方法检测Ⅱ型胶原表达，并进行软骨 HE 染色和改良 Mankin 评分。发现兔膝关节急性软骨损伤模型用牛膝醇提物干预后高、中、低剂量组 HE 染色显示软骨基质染色正常，软骨细胞数量较对照组增多，结构纹理变整齐，改良 Mankin 评分明显降低，并且以高剂量组为明显，表明牛膝醇提物能有效刺激软骨细胞增殖，维持软骨基质成分，能有效促进软骨损伤修复过程。在免疫组化中，高、中、低剂量组结果提示Ⅱ型胶原阳性表达量明显增加，结构纹理清晰，表明牛膝醇提物能增加软骨Ⅱ型胶原表达，维持软骨基质成分，加快软骨病变的修复，并且以高剂量作用为明显，呈一定的剂量依赖性，此结论与牛膝能"补肝肾，强筋骨"的中医理论相符合。此实验证实了牛膝对关节软骨的急性损伤也有良好的修复作用，扩大了牛膝治疗的适应证。

（3）牛膝总皂苷对骨关节炎滑膜组织的影响：为了观察牛膝治疗骨关节炎的有效成分牛膝总皂苷（TSA）对兔膝骨关节炎（OA）模型滑膜组织的影响，将 40 只实验兔分为正常组、OA 模型组（造模后分为 OA 阳性对照组、空白组、TSA 低剂量组、TSA 中剂量组、TSA 高剂量组），分别予硫酸氨基葡萄糖、蒸馏水、TSA 低剂量、TSA 中剂量、TSA 高剂量灌胃 2 个月后进行关节粘连改善度测定、滑膜组织病理 HE 染色、滑膜炎 KRENN 评分、β-catenin 蛋白免疫组化检测，以及关节液 TNF-1、IL-1β、MMP-3 含量检测。结果表明，牛膝总皂苷能有效抑制 OA 滑膜炎症，改善关节粘连度，降低滑膜组织 β-catenin 蛋白表达以及减少关节液 TNF-1、IL-1β、MMP-3 因子含量。此研究为临床应用牛膝治疗骨关节炎的滑膜病变提供了客观的依据。

（4）牛膝醇治疗骨关节炎的疗效比较：课题组为了比较牛膝醇提物（AEAB）与硫酸氨基葡萄糖和双醋瑞因对于兔骨关节炎的疗效。将35只实验兔采用随机区组分组法分为正常组、模型组、AEAB组、硫酸氨基葡萄糖组和双醋瑞因组，每组7只。石膏固定制动6周制备膝骨关节炎模型，造模后，分别以蒸馏水、AEAB、硫酸氨基葡萄糖及双醋瑞因灌胃，正常组不予处理，6周后处死实验兔，取软骨标本进行大体观察、Pelletier评分、Mankin评分，用免疫组化测定软骨Ⅱ型胶原蛋白含量，用酶联免疫吸附测定（ELISA）法检测血清和关节液中肿瘤坏死因子$-\alpha$（TNF$-\alpha$）、白细胞介素-1β（IL-1β）以及基质金属蛋白酶-3（MMP-3）的含量。结果显示兔膝骨关节炎模型用AEAB干预后关节粘连明显改善，关节囊弹性增加，质感变柔软，HE染色显示软骨基质染色恢复正常，软骨细胞数量较对照组增多，结构纹理变整齐，潮线结构逐渐恢复正常，并且AEAB可有效减少血清和关节液中TNF$-\alpha$、IL-1β以及MMP-3的含量，经过统计学分析，AEAB组、硫酸氨基葡萄糖组和双醋瑞因组Pelletier评分、Mankin评分、Ⅱ型胶原蛋白含量、血清和关节液中TNF$-\alpha$、IL-1β以及MMP-3的含量分别与正常组、模型组比较，差异均有统计学意义（$P < 0.05$或$P < 0.01$）；AEAB组与硫酸氨基葡萄糖组及双醋瑞因组比较，上述指标差异均无统计学意义（均$P > 0.05$）。证实了AEAB可以促进兔膝骨关节炎模型的软骨修复，且其疗效与硫酸氨基葡萄糖及双醋瑞因（治疗骨关节炎的主流西药）相当，对牛膝治疗骨痹的效度做了一个客观的定位。

（5）牛膝醇提物对兔骨关节炎软骨细胞体外增殖及糖胺聚糖的干预作用：为了观察牛膝醇提物对兔骨关节炎软骨细胞体外增殖及对糖胺聚糖（GAG）形成的影响，课题组将骨关节炎造模成功后提取、分离兔骨关节炎软骨细胞，用甲苯胺蓝染色确定软骨细胞的存在，将软骨细胞接种于5组：空白对照组、牛膝醇提物低剂量组、牛膝醇提物中剂量组、牛膝醇提物高剂量组、经典软骨增殖组。倒置相差显微镜观察软骨细胞形态，用CCK-8法检测软骨细胞增殖率，免疫细胞学检测Ⅱ型胶原蛋白荧光表达，

qRT-PCR 检测软骨细胞标记基因 II 型胶原 mRNA 表达水平，邻联甲苯胺（DMB）染色法检测细胞内 GAG 含量。结果显示，牛膝醇提物治疗组与空白对照组比较，软骨细胞标记基因 II 型胶原 mRNA 明显增加（$P < 0.05$），其中高剂量组效果最佳（$P < 0.01$），与经典软骨增殖组比较，差异无统计学意义（$P > 0.05$）；空白对照组 GAG 含量与其他各组比较，差异有统计学意义（$P < 0.05$），其中又以牛膝醇提物高剂量组 GAG 最多（$P < 0.01$），与经典软骨增殖组比较，差异无统计学意义（$P > 0.05$）。以上资料表明，牛膝醇提物中药含药血清可促进体外软骨细胞的增殖和蛋白合成，并且效果与剂量有明显的关联。此实验对牛膝干预下的骨痹治疗之干细胞工程增添了科学依据。

（6）牛膝有效成分槲皮素靶向蛋白在治疗骨关节炎中的重要作用：牛膝的有效成分很多，就是治疗骨关节炎的单体也很丰富，为了探究牛膝治疗骨关节炎的有效成分，并且揭示牛膝在骨关节炎治疗中的作用机制，课题组希望从网络药理学的角度对此进行揭示。利用 ADME 特性参数从 TCMSP 数据库中初步筛选出牛蒡有效成分，然后根据 DrugBank 和 CTD 数据库预测有效成分靶向的骨关节炎相关蛋白；随后研究了富集分析和有效成分与途径目标之间的相互作用网络。此外，下载 GSE55457 基因芯片数据集的差异表达基因（DEGs）被用于验证与骨关节炎相关的靶蛋白；最后对有效组分 – 靶分子对接模型进行了预测。以上研究共鉴定出 10 种有效成分，其中山奈酚和槲皮素分别有 1 个和 29 个作用靶点，槲皮素与骨关节炎相关的靶蛋白有 26 个，这些靶点主要富集于线粒体 ATP 合成、偶联质子转运、细胞对雌二醇刺激的反应和一氧化氮生物合成过程。此外，基于 GSE55457 的 DEGs 有 3 种常见的蛋白 PIM1、CYP1B1 和 HSPA2 被认为是槲皮素的关键靶向蛋白。以上结果表明，PIM1– 槲皮素、CYP1B1– 槲皮素、HSPA2– 槲皮素的对接可能在牛膝治疗骨关节炎中发挥重要作用。这项研究使我们把研究牛膝治疗骨关节炎的重点从常见的几个成分扩大到槲皮素，并且从众多的靶蛋白中将注意力集中到以上 3 种蛋白。同时，也提示我们从槲皮素含量更加丰富的中药中寻求资源。这些，对开展牛膝治疗骨关节炎的基础研究和临床开发应用奠定了良好的基础，拓展了更多的途径。

2. 其他研究

（1）牛膝诱导骨髓间充质干细胞软骨定向分化：为了观察牛膝醇提物诱导兔骨髓间充质干细胞（BMSCs）软骨定分化的作用，实验人员用密度梯度离心联合骨髓贴壁法分离培养新西兰大白兔 BMSCs，取 P3 代细胞随机分成 5 组（空白组、完全诱导组、牛膝醇提物低剂量组、牛膝醇提物中剂量组、牛膝醇提物高剂量组），连续诱导培养 21 日，倒置相差显微镜观察细胞形态，免疫细胞学检测 Ⅱ 型胶原蛋白荧光表达，qRT-PCR 检测软骨分化标记基因 Sox9、蛋白聚糖、Ⅱ 型胶原 mRNA 表达情况，Western Blot 检测 Sox9、蛋白聚糖、Ⅱ 型胶原蛋白表达水平。结果：牛膝醇提物高、中、低剂量组与空白组相比，Ⅱ 型胶原蛋白荧光阳性表达明显；牛膝醇提物高、中剂量组与空白组相比，软骨分化标记基因 Sox9、蛋白聚糖、Ⅱ 型胶原明显增加（$P < 0.05$），Western Blot 验证 Sox9、蛋白聚糖、Ⅱ 型胶原蛋白表达明显（$P < 0.05$），其中牛膝醇提物高剂量组效果最佳（$P < 0.01$），与完全诱导组比较，差异无统计学意义（$P > 0.05$）。结果提示，牛膝醇提物能够诱导兔 BMSCs 成软骨分化，高剂量组的效果最佳，与完全诱导组效果相当。

此研究为进一步的组织工程细胞移植研究提供了理论依据，为中医药治疗关节软骨损伤提供了新方法。中药构建软骨组织工程的研究是一个崭新的研究领域，许多中药（包括牛膝）能够有效地参与成骨活动，并有较高的诱导率、安全性，其中牛膝醇提物属于单味中药怀牛膝的浓缩醇提物混合制剂，含有牛膝多种有效成分，具有"组合分化"的特性，比单体药物制剂作用更加广泛。因此，进一步研究这种信号通路相互作用的生物网络机制，明确牛膝醇提物在促进软骨细胞增殖中不同分子对其作用的机制，将有助于我们找到治疗骨关节炎的靶点，做到精准制药、用药。

（2）牛膝总皂苷对体外软骨细胞增殖及凋亡的影响：研究团队还通过牛膝总皂苷（TSA）含药关节液对兔骨关节炎软骨细胞进行体外培养，

观察含药关节液对软骨细胞增殖及凋亡的影响。与空白对照组、硫酸氨基葡萄糖组、经典软骨增殖组比较，CCK-8法表明TSA含药关节液组能促进软骨细胞增殖，免疫荧光细胞学检测显示TSA含药关节液组II型胶原蛋白强荧光率表达、细胞核染色数量明显多于对照组，再用Annexin V-PE/7-AAD双染流式细胞仪检测细胞凋亡，证实TSA含药关节液组总凋亡率5.15%±1.96%，明显低于其他3组，与文献报道相符合。结果表明，TSA含药关节液能提高细胞活力、促进软骨细胞增殖、提高II型胶原蛋白表达，并降低软骨细胞早期、晚期凋亡率。此实验证实了TSA是牛膝作用于软骨细胞的主要物质，为牛膝治疗骨痹的药物研发提供了科学依据。

三、"六味骨痹汤"的应用与研究

（一）立方依据

《素问·上古天真论》云："七八，肝气衰，筋不能动，天癸竭，精少，肾藏衰，形体皆极。"此处的"筋不能动"主要指膝关节活动困难，因为"膝为筋之府"，当补益肝肾，尤其重在补肝强筋。笔者在着重研究牛膝治疗骨痹的同时，也在考虑利用复方组配来提高疗效，根据自己的临床经验并且参考了大量资料，研究出经验方"六味骨痹汤"，并用此方治疗了大量肝肾亏虚型膝痹的病例，效果良好。近期的观察还表明，六味骨痹汤对滑膜及膝半月板（都属于"筋"）病损也有一定的疗效。根据现代研究，方中大部分药物都对骨关节炎的诸多病理改变有确切的改善作用。

（二）组方配伍

六味骨痹汤由淫羊藿、龟甲、南五加皮、怀牛膝、骨碎补、生甘草组成，方以补肝肾、强筋骨为法，标本兼治，以治本为主，主治肝肾亏虚型膝骨关节炎，临床应用具有良好的疗效。肝主筋，肾主骨，肝虚则血不荣筋，关节失之滑利；肾虚则骨髓虚衰，故可见腰膝疼痛、酸软无力。方中淫羊藿壮肾阳、强筋骨，为君药。龟甲为血肉有情之品，填精益髓；五加皮强筋骨、祛风湿，温寒并用，防过燥热，二者均为臣药。骨碎补补肾强骨，怀牛膝补肝肾、强筋骨、利水，同时引药下行，两药均能活血舒筋、通络止痛，俱为佐药。甘草补中益气，缓急止痛，调和诸药，为使药。全方诸药配伍，共奏补益肝肾、强筋壮骨之效。本方味甘苦，温寒并用，性平偏温；归经五脏，兼顾阴阳；标本兼治，以治本为主；适于肝肾亏虚所致的腰膝酸痛，尤以膝痛为主。

现代药理学的专项研究表明，六味骨痹汤中多种有效成分可通过上调或下调软骨相关基因表达、提高机体痛阈值及促进Ⅱ型胶原表达等多方面功能达到修复关节软骨及改善关节炎症状的作用。如淫羊藿苷不仅可上调软骨特征基因 Sox9、COL2 和 Aggrecan 表达、维持关节软骨表型，还能降低小鼠软骨 MMP-13 及 TNF-α 的 mRNA 表达，从而促进关节软骨细胞增殖和细胞外基质的分泌；五加皮正丁醇可提高小鼠角叉菜胶性足肿胀模型的痛阈值，有抗炎镇痛的作用；龟甲胶可上调豚鼠关节软骨细胞 MEK1/2 和 ERK1/2，促进关节炎软骨细胞的增殖；骨碎补可降低兔关节炎模型关节软骨中 TNF-α 的含量，缓解关节炎症状。课题组前期研究发现，牛膝醇提物可降低兔血清及关节液中 MMP-3、IL-1β 及 TNF-α 的含量，提高关节软骨Ⅱ型胶原蛋白表达，促进软修复。

现代药物学研究显示，"六味骨痹汤"中大多药味可明显促进膝骨关节炎软骨病损的修复，并且组方中有些药物具有降糖、降压、安神、消肿等作用，对膝骨关节炎好发人群的常见并发症也可起到一定的预防及治疗作用。如牛膝可降压、降糖；骨碎补可降脂；五加皮、甘草可抗炎、抗病毒、调节免疫；淫羊藿、龟甲可抗衰老等。

（三）适应证

补益肝肾的中药大多辛温，以肝肾阳虚的患者服用最为适宜，如果是阴虚明显的患者，长期服用恐虚火上炎。此外，此方治疗骨痹虽有明显的疗效，但仍然只适合于轻中度（≤ 3 级）的骨关节炎患者，对重度患者的疗效非常有限。

（四）剂型与疗程

膝痹病多为本虚标实，补虚阶段又需长期治疗，肝肾亏虚者疗程宜为6～12周。患者每日使用煎剂不太方便，因此，宜将此方制成丸剂服用。浓缩之后的丸剂使用起来更加便利，经过制丸之后也能增效。

（五）综合疗法

骨痹的药物治疗仅仅是整体治疗的一种方法、一个环节，还有中药外治、理疗、针灸、按摩等疗法可供选择。例如，如果局部症状、体征明显时，配合局部中药治疗的疗效更好。骨关节炎的发病大多与生活及运动习惯有关，健康教育也是不可或缺的。有时，医生还应开具运动处方。

（六）临床疗效与安全

1. 系统观察　为了给"六味骨痹汤"的临床应用提供科学依据及参考，研究团队进行了前瞻性的系统临床观察。将 60 例肝肾亏虚型膝骨痹患者随机分为治疗组（"六味骨痹汤"治疗）、对照组（硫酸氨基葡萄糖治疗），连续治疗 6 周。采用 VAS 评分、Lequesne 指数作为疗效评价标准，比较 2 组患者服药前后主观疼痛变化（包括休息痛、运动痛、压痛、肿胀、晨僵和行走能力的改善程度）、用药期间不良反应与生命体征及实验室生化指标等。观察结果表明，"六味骨痹汤"可有效降低膝骨关节炎患者 VAS 评分及 Lequesne 指数，可有效缓解疼痛、减轻肿胀、改善僵硬及关节活动度，且与硫酸氨基葡萄糖疗效相当，但其不良反应率低于硫酸氨基葡萄糖。此研究为六味骨痹汤进一步在临床的推广使用提供了科学的依据。

2. 病案举隅　杨某，男，50 岁，因双膝冷痛、肿胀，步行疼痛，上下楼困难 2 年，加重半年来诊，曾系统口服硫酸氨基葡萄糖、双氯芬酸钠无明显效果。患者无膝关节弹响和交锁，双膝前侧轻度肿胀，但无发红发热及明显压痛，侧向实验及麦氏征均为阴性，舌边有齿痕，苔稍白，脉细。X线照片显示双膝关节间隙轻度变窄，关节周边有少量骨质增生。综合以上资料，诊断为膝骨痹（肝肾亏虚），制订了中药内外兼治的治疗方案，口服"六味骨痹丸"（淫羊藿 10g，龟甲 20g，怀牛膝 12g，骨碎补 10g，五加皮 10g，生甘草 5g）以补益肝肾、强壮筋骨。膝关节肿胀处外敷"消瘀散"（详见第五章第二节）。嘱咐患者不做爬山、爬楼、下蹲、跑跳等运动。半个月后，患者步行疼痛缓解，肿胀消失，遂停用外敷药，继续口服六味骨痹丸（共 3 个月）。3 个月后复查，患者平地行走时的膝关节疼痛完全消失。经 1 年随访，未再出现膝关节疼痛，上下楼功能也明显改善。

（七）基础实验研究

为了了解六味骨痹汤对骨关节炎软骨、滑膜的修复作用及其机制，课题组开展了以下动物实验。将兔 32 只随机分为正常组、模型组、六味骨痹汤组和硫酸氨基葡萄糖组，采用木瓜蛋白酶关节注射法建立兔膝骨关节炎模型。前 2 组生理盐水灌胃，后 2 组分别给予六味骨痹汤及硫酸氨基葡萄糖胶囊灌胃。6 周后酶联免疫吸附分析（ELISA）检测各组实验兔关节液中 TNF-α、IL-1β、MMP-13、COMP 的含量及血清中 TNF-α、MMP-13、COMP 的含量，按照 Krenn 标准及改良 Mankin 法分别对滑膜炎症程度及软骨损伤程度进行评分，并评价软骨标本中 II 型胶原蛋白表达，最后分析关节滑膜炎症程度与软骨修复的相关性。实验结果表明，六味骨痹汤可降低兔膝骨关节炎模型关节软骨 Pelletie 及改良 Mankin 评分、提高 II 型胶原蛋白表达，表明六味骨痹汤对膝骨关节炎关节软骨有一定的修复作用，其机制可能是通过降低兔血清和关节液中 MMP-13、TNF-α 等因子的含量抑制软骨破坏，从而提高 II 型胶原蛋白的表达来发挥作用。同时，实验还证实六味骨痹汤可有效降低兔膝骨关节炎模型关节液中 TNF-α、IL-1β、MMP-13、COMP 及血清中 TNF-α、MMP-13、COMP 的含量，减轻骨关节炎滑膜炎症，滑膜炎症的缓解程度与软骨的修复及 II 型胶原蛋白表达的改善程度呈较强的正相关。本项实验还表明，六味骨痹汤与硫酸氨基葡萄糖不仅都有疗效（$P < 0.05$），而且两组的疗效相当（$P > 0.05$）。

以上实验结果为中药治疗骨关节炎软骨及滑膜病损的后续实验研究和临床治疗提供了有益的数据支持及新的思路。

四、中药外治

（一）外敷

1. 消瘀散（联合臭氧注射） 为了探讨消瘀散（笔者经验方）软膏外敷、臭氧关节内注射两种疗法及其联合疗法治疗膝骨关节炎的临床疗效和安全性，进行了前瞻性的临床观察。将 120 例骨关节炎患者（肝肾亏虚兼血瘀证）随机分为联合治疗组、消瘀散外敷组、臭氧注射组，均治疗 3 周。采用 VAS 评分、WOMAC 评分、Lequesne、Mery 严重度指数评分进行评价；治疗 3 周后参照《中药新药治疗骨性关节炎的临床研究指导原则》评价疗效，治疗期间观察相关不良反应，检测血、尿常规及肝肾功能。结果显示，各组的观察指标均有好转，均有明显疗效，其中又以联合治疗组最佳。治疗期间各组患者均未出现明显不良反应、各项化验检查均正常。以上结果表明，消瘀散外敷联合臭氧注射疗法可有效缓解症状、改善关节功能，疗效优于单纯消瘀散外敷或单纯臭氧注射疗法，且安全可靠。此研究验证了消瘀散外敷及与臭氧联合治疗骨痹的疗效和安全性，为今后此类治疗的推广提供了依据。

2. 通痹散 为了观察、验证骨伤科的院内制剂"通痹散"外敷治疗原发性膝关节骨性关节炎（寒湿痹阻证）的临床疗效，笔者带领团队选取寒湿痹阻证的原发性膝骨关节炎患者共 80 例，随机分为 2 组，治疗组给予通痹散外敷，对照组给予青鹏软膏外涂。治疗每日 2 次，1 周为 1 个疗程，共 2 个疗程。观察治疗前后 VAS 及 WOMAC 评分的变化。经统计分析 2 组 VAS 及 WOMAC 评分，治疗前后的组内比较均有显著性差异（$P < 0.01$）。组间治疗后的 VAS 评分比较无显著性差异（$P > 0.05$），而组间治疗后 WOMAC 综合评分比较有显著性差异（$P < 0.05$）。结论：通痹散、青鹏软膏均能有效改善原发性 KOA（寒湿痹阻证）患者的疼痛及临床症状，且通痹散的临床疗效优于青鹏软膏。此临床研究不但验证了通痹散治疗寒湿痹阻型骨痹的有效性，还对骨关节炎中药外治的辨证用药体系进行了完善，使骨关节炎中药外治的常见三个类型均有了相应的院内制剂［风寒痹症用通痹散（制草乌 10g，威灵仙 10g，羌活 10g，独活 10g，细辛 10g，川芎 10g，艾叶 20g，桂枝 20g，乳香 4g，血竭 4g……共 14 味），风湿热痹证用解毒散，瘀血痹阻证用消瘀散（后两方的药味组成详见第五章第二节）］，形成了该病的中药外治体系。

3. 中药辨证外敷治疗膝骨关节炎的临床观察　为了改善外敷类院内制剂品种单一、不能做到外用药辨证施治的局面，为了系统观察熨法治疗骨痹的疗效，笔者带领团队研制了适于临床常见证候的系列外敷经验方——消瘀散、通痹散、解毒散。为了探讨和验证中药辨证外敷治疗膝骨性关节炎的临床疗效，特将 131 例单膝骨性关节炎患者分为治疗组和对照组，治疗组根据辨证分别采用消瘀散、通痹散、解毒散外敷，对照组单用通痹散治疗。结果显示，2 组的治疗后 VAS 评分、膝关节滑膜厚度、关节腔积液积分及 WOMAC 评分与治疗前比较均有下降，差异有统计学意义（$P < 0.05$），其中治疗组能更有效降低疼痛程度及滑膜厚度、减少关节积液、改善关节活动功能。治疗组总有效率 93.3%，对照组为 82.1%，2 组比较差异具有统计学意义（$P < 0.05$）。

清代名医吴师机潜心研究外治疗法，不仅擅长使用丰富的外治疗法治疗疾病，还提出"外治之理即内治之理，外治之药亦内治之药，所异者法耳"的著名论断。本研究即是对这一理论的验证，希望改善"一药打天下"的局面，做到外治的辨证用药、精准用药。

做好外用药的辨证用药和精准用药，应该说是一个系统工程。首先，在使用外用药的时候，也要像开处口服汤剂那样进行四诊和辨证论治，尤其要注重对伤病肢体的局部辨证，然后拟定治法，选用外治药方。当然，还需要在平时就做好常用证型的系列外用中药制剂的准备工作，也就是

"粮草"要先行。精准用药有三个方面的含义:一是要不断筛选、优化处方;二是要注意使用引经药以强化伤病局部的治疗效果;三是要积极进行剂型改革,丰富中药理疗方法,以提高疗效、方便患者。

(二)熨疗

1. 熨疗方法 熨疗法是指将适合于熨疗的材料——中药、姜、葱、盐等经加热后熨敷患病的部位或腧穴以治疗疾病的方法。药熨包药物的选用必须坚持辨证论治的原则。药包内药物组成一般分三部分:其一,透皮药,如麻黄、桂枝、薄荷等;其二,引经药,如冰片、麝香等;其三,治疗药(辨证用药)。

治疗骨痹药熨包常见药物:透骨草30g,威灵仙30g,徐长卿30g,伸筋草30g,牛膝30g,制川乌30g,制草乌30g,五加皮30g,细辛30g,麻黄30g,艾叶30g,川芎30g,红花30g。

将药包蒸热,于药味外溢时取出药包,置于关节肿痛处,常使用拍打、擦刮、揉揆、压按等手法,直至皮肤发红。热证不宜使用此法。

2. 临床观察 笔者带领团队用中药熨疗法治疗膝骨关节炎伴滑膜炎(风湿热痹证除外)60例。将川芎、葛根、羌活等适当粉碎,隔水蒸热后熨于膝部,7日为1个疗程。治疗结果,48例治愈,8例好转,4例未愈,总有效率93.3%,无明显不良反应出现。观察结果证实了中药熨疗法治疗膝骨性关节炎的确切疗效,提示此法具有"简、便、廉、验"的特点,为此疗法的进一步推广提供了依据。

(三)熏洗疗法

1. 熏洗方法 此法是将中草药经加水煎煮沸后,先用蒸气熏疗,再用药液淋洗、浸浴患处,从而产生治疗作用。熏洗用方根据辨证、经验组方,配方的灵活度很大。适宜膝关节治疗的方法主要有足熏洗法、热奄法。近20年来,通过中药汽疗机实施熏洗(中药熏药治疗)的方法已经广泛使用,能够提高疗效,实施标准化操作,节约中药资源,提升治疗舒适度。热证一般不适于使用此法，临床使用中要防止偶发的过敏及烫伤（温度只需调节到皮肤有热感即可，体感迟钝者更要注意）。

2. 系统观察 为了系统观察中药外洗参与膝骨关节炎全膝关节置换术后治疗的疗效情况，笔者带领团队进行了前瞻性的系统观察。将 60 例因骨关节炎（晚期）而行全膝关节置换术后的患者随机分为 2 组，观察组给予中药（下肢损伤洗方）熏药，切口愈合后开始治疗，治疗周期 4 周；对照组不予中药局部治疗。观察结束后采用 Rasmussen 分级、临床症状评估、临床疗效统计以评估两组的疗效。结果：治疗后两组患者的症状积分差异具有统计学意义（$P < 0.05$），除膝反射、跟腱反射、生活及工作能力外，其他指标比较的差异均有统计学意义（$P < 0.05$）；对照组的总有效率为 60.0%；观察组的总有效率为 95.0%；治疗后观察组症状积分和 Rasmussen 分级评分明显优于对照组（$P < 0.05$）。本研究结果提示，全膝关节置换术与中医外洗联合治疗方法可显著提高假体置换术的疗效，这是中药（外治法）参与围手术期治疗的成功范例，也拓宽了此疗法的使用范围。

（四）定向透药

1. 治疗原理 此疗法全称为"中医定向透药疗法"，是利用中医定向透药治疗仪，将中药药液透入人体局部的治疗方法。此设备采用非对称中频电流产生的电场，对药物产生定向推动力，使药物中的有效成分更深入、更有效地透过皮肤快速进入人体，靶向作用于患部病灶。笔者在 30 年前就开始应用中频治疗仪中药透入治疗骨关节疾病，积累了丰富的临床经验。

2. 治疗仪及疗法特点

（1）高效、快速：该疗法能使药物在病变组织处维持较长时间、较高的有效浓度，提高药物对靶组织的作用。由于促进了药物由细胞外向细胞内转运，所以使药物在细胞内得以发挥作用。由于直接在病变组织处迅速形成药物的聚集和浸润，所以可直接、迅速发挥其药物的治疗作用。

（2）药效稳定、持久：由于皮肤和组织的药物代谢比较缓慢，使病变处的有效药物浓度可维持较长的一段时间。一般情况下可比口服药物的作用时间延长 2～3 倍。

（3）副作用少：局部治疗避免了药物在胃肠道被消化酶破坏、分解，经肝时的首过效应以及在体内运转过程中的代谢，无血药浓度峰谷现象，使得药物进入人体后入血量缓慢而稳定，避免了血药浓度峰值时产生的毒副作用。

（4）中药利用率高：药物经皮肤直接进入体内，药物有效成分被直接利用，利用度可达 60% 以上，使药物总用量减少 50% 以上。

3. 操作要点　一个部位使用两个电极板，需用沙袋、绑带固定好电极片，以防止电极板移动导致灼伤。用药也需辨证施治、辨病施治，每个疗程 1 周较为合适。药垫应使用一次性软垫，用药量以浸湿药垫但无滴漏为度，最好使用加热的药液或药垫，以提高疗效和体感。

4. 用药选择　笔者在治疗骨关节炎（热证除外）时常用牛膝醇提液、活络止痛酊、上（下）肢损伤洗方等，也可使用厂家提供的药贴，但其处方单一，价格较贵，难以加热。制作药液后不放防腐剂，用 250mL 压嘴瓶分装较为适宜，可以精准地控制出药量，避免开封过久导致的药液变质。

五、其他常用中医疗法

（一）理疗

政府管理部门已经将相当多的理疗项目确定归属于中医治疗范畴。目前用于治疗膝骨关节炎的物理疗法较多，除了上面提及的透药、熏药治疗，还有中低频脉冲电治疗、红外线治疗、超声波治疗等。

骨关节炎超声治疗仪是针对骨关节炎治疗的专用设备，为我国原创产品。该设备由电脑系统管理，治疗头上的换能器发出会聚型超声波束，透入关节腔间隙深处以达到治疗作用。该治疗可促进透明软骨样修复组织的生成，修复全层关节软骨缺损，治疗无痛无创，患者易于接受，在膝骨关节炎早期应用广泛。有临床研究显示，超声治疗前后 VAS 及 Lequesne 疗效指数显著降低，可明显减轻膝骨关节炎患者的疼痛及肿胀症状，改善关节的活动度，减轻关节炎症，疗效良好。该项治疗所使用的设备非普通平面型的超声波治疗仪，虽然每次治疗时间不超过 10 分钟，但因为治疗目的是修复关节软骨等，故治疗周期较长，10 日为 1 个疗程，通常要超过 4 个疗程。操作时需保证耦合剂的充分填充，保证治疗头准确对准膝关节间隙，保证治疗时无痛感，治疗模式一般选择康复模式，这样方能达到治疗效果并保证治疗的安全性。

（二）针灸与针刀

1. 针灸 具有行气活血、舒筋通络之功能，能缓解疼痛，改善关节活动。主穴取内膝眼、犊鼻、鹤顶、阳陵泉、梁丘；配穴，行痹加膈俞、血海，痛痹加肾俞、腰阳关，着痹加阴陵泉、足三里，热痹加大椎、曲池。一般采用平补平泻，寒痹、湿痹可加灸法，大椎、曲池可点刺出血。

2. 针刀 能改善骨关节周围软组织力的平衡失调，刀口线一般选在弓弦点。

（三）推拿按摩

推拿按摩能防止肌肉萎缩，加强关节稳定性。推拿可松解软组织粘连，缓解韧带挛缩，改善关节活动度，增加肌肉弹性及张力，推拿与针灸也常联合应用，可以取得更好的治疗效果。

（四）运动锻炼

功能锻炼在膝骨关节炎治疗与康复过程中极为重要，尤其是对于股四头肌和腘绳肌肌力的训练，可以增强膝关节稳定，改善软组织挛缩，缓解关节疼痛。

日常运动的方法很多，以散步和游泳等有氧运动最为适宜。因为骨痹患者的膝关节已经不堪重负，因此，要特别注意不要"超载"，控制膝关节运动的幅度与力度。控制体重也是治疗的要求和运动的目的之一。

六、中西医结合阶梯疗法

（一）分级施治

中医、西医都有很多种疗法用于骨关节炎的治疗，都有一定的疗效。医生经常会推荐同时应用几种疗法（当然，不是疗法的简单叠加）。面对如此多的疗法，患者常常难以适从。

医生在选择疗法组合时，首先要确定患者病情的轻重，而衡量病情的标准通常是影像学分级，但是，影像学分级常常与症状的关联度不太高。因此，笔者根据临床经验，总结出了以症状为主来选择治疗的方法，这种方法更加贴合患者的实际需求，因此，具有较高的适从度。

（二）中西疗法结合施治

笔者根据多年的中西医结合治疗骨关节炎的临床经验，提出了中西医结合对应的骨关节炎阶梯疗法（表3-4-1），同一级别的中西医疗法可以一起选用。但作为中医、中西医结合的骨伤科医师，在选择同级疗法时，应当遵循"能中不西，先中后西，中西结合"的原则。有时，还可根据具体情况采用更为灵活的疗法组合方式。例如，根据"六味骨痹丸"偏热的特点，在选用药物修复关节软骨时，可以考虑在夏季使用硫酸阿基葡萄糖，冬季使用六味骨痹丸进行搭配，或者两种药物每3个月轮用1个疗程。一般都是逐级选用，无效时升级。在确定手术治疗之前，必须经过正规而系统的非手术治疗，无效时方实施手术，除非是病情非常严重的患者。

表3-4-1　骨痹的中西医结合阶梯疗法

（三）常用西医疗法

较为成熟和具有代表性的治疗措施包括以下几项。

控制症状的药物：塞来昔布、醋氯芬酸、乙酰氨基酚等。

改善病情的药物：硫酸氨基葡萄糖、双醋瑞因等。

关节内注射的软骨保护剂：玻璃酸钠、几丁糖、臭氧。

手术治疗：截骨术（矫正力线）、膝关节镜（取出游离体、修补关节面或清除炎性物质等）；关节表面置换术。

七、基础实验研究

（一）OA 动物建模

1. 关节制动法造模及鉴定　课题组为了保证中药治疗骨关节炎实验的质量，对制动法造模进行了系统观察和质量检测。实验首先通过过伸位制动法建立兔膝骨关节炎，发现骨关节炎模型组在 4、6、8 周后出现不同程度关节囊僵硬、关节腔变窄，软骨缺损，滑膜硬化、炎症改变，骨刺形成；根据骨关节炎改良 Mankin 评分标准，骨关节炎造模 4 周后为早期骨关节炎，6 周为中期骨关节炎，8 周为晚期骨关节炎；HE 染色见软骨结构改变、缺损，细胞分散、减少；骨关节炎模型组 Pelletier 评分、改良 Mankin 评分 4、6、8 周均高于对照组（P 均 < 0.01），且骨关节炎模型组 4、6、8 周比较差异均有统计学意义（P 均 < 0.05）。骨关节炎模型组 4、6、8 周血清、关节液中 IL-1、NO 水平明显高于对照组（P 均 < 0.01），且骨关节炎模型组 4、6、8 周比较差异均有统计学意义（P 均 < 0.05）。以上结果证实，过伸位制动法建立兔膝骨关节炎模型，能准确复制不同阶段骨关节炎模型，能反映其特征性表现，能够保证实验造模环节的质量，同时也为相关研究及临床干预提供了参考依据。

2. 木瓜蛋白酶注射与石膏制动建模的比较　为了寻找更加适宜的造模方法，研究团队开展了木瓜蛋白酶关节腔注射与关节制动建立兔膝骨关节炎模型的两个方法比较研究。将 21 只实验兔采用随机区组分组法分为正常组、木瓜蛋白酶组及石膏组。木瓜蛋白酶组予 6% 木瓜蛋白酶生理盐水溶液于实验开始第 1、4、7 日行右膝关节腔注射，注射结束 4 周后造模完成；石膏组予膝关节伸直位固定 6 周。

观察动物不良情况发生率。处死后取软骨标本进行大体观察、Pelletier评分、Mankin 评分，免疫组化测定软骨 II 型胶原蛋白含量，ELISA 法检测血清和关节液中肿瘤坏死因子 $-\alpha$（TNF$-\alpha$）、软骨寡聚基质蛋白（COMP）以及基质金属蛋白酶 -3（MMP-3）的含量。

结果，大体观察显示，木瓜蛋白酶组与石膏组均出现关节肿胀、关节间隙变窄、软骨缺损、滑膜增生硬化、炎症改变、骨赘形成；Pelletier 评分、Mankin 评分，II 型胶原蛋白含量，血清和关节液中 TNF$-\alpha$、COMP以及 MMP-3 的含量，木瓜蛋白酶组、石膏组与正常组比较，差异均有统计学意义（P 均 < 0.05）；木瓜蛋白酶组与石膏组比较，上述指标差异均无统计学意义（$P > 0.05$）。木瓜蛋白酶组动物不良情况发生率明显低于石膏组，差异有统计学意义（P 均 < 0.01）。以上结果表明，木瓜蛋白酶关节腔注射与石膏关节伸直位制动均能成功建立膝骨关节炎模型，但木瓜蛋白酶关节腔注射法更为快捷、简便，并发情况少，可行性好。

3. 各种造模方法的优劣

（1）石膏制动造模法：此法动物无创伤，其病理改变较为接近人类膝骨关节炎的发病过程。但石膏组软骨磨损较多出现在胫骨平台及股骨髁前方（而木瓜蛋白酶在关节腔内充分扩散，使软骨磨损更为广泛、均匀）。石膏制动时间较长，并发的不良情况较多，造模的程度难以保证均衡，总体可行性较差，体现在石膏松紧程度难以控制，甚至实验兔啃咬导致石膏松动脱落，如石膏过紧则易导致肢体远端肿胀，甚至皮肤溃疡。此外，肢体固定后的实验兔活动受限，易出现食欲不振、腹泻等情况，如腹泻控制不佳，易致死亡。

（2）木瓜蛋白酶造模：关节腔注射造模操作简单，造模时间短，实验动物之间可以保证相同的用药量以及药物浓度，可最大程度保证造模的均衡性。实验中基本无其他不良反应，可行性较好。但此法有感染可能。同时，所造模型与人类膝骨关节炎的病变进程有少许差异。另据文献报道，因不同厂家生产的木瓜蛋白酶的活性不同，常导致造模时间及程度的差异。

（3）碘乙酸钠造模：笔者在新近的实验研究中改用碘乙酸钠单次关节内注射造模，用生理盐水配置浓度为 60mg/mL 的碘乙酸钠溶液向关节内注射 3mg。注射后手动屈伸动物关节 30 秒，使药液充分扩展，15 ～ 20 日即可形成中度的关节软骨病损，造模质量与木瓜蛋白酶相当。相比以上两种方法，碘乙酸钠注射造模的方法更加简单、快捷，具有更加明显的优势，值得运用、推广。

（二）CCK-8 法测定骨髓间充质干细胞增殖

人体的骨髓间充质干细胞是骨髓基质干细胞，具有分化形成骨、软骨、脂肪、神经等多种分化潜能的细胞亚群，在课题组研究软骨体外增殖时，首先培养的细胞就是骨髓间充质干细胞，通常用 CCK-8 法测定其增殖活性。为了探索中药牛膝干预骨髓间充质干细胞（BMSCs）体外增殖的作用，课题组采用高、中、低剂量牛膝醇提物以及等体积生理盐水对 SD 级新西兰大白兔进行灌胃，提取含药血清，同时采用贴壁筛选法培养实验兔骨髓间充质干细胞，并以 4 种不同浓度的含药血清及胎牛血清分别干预第三代骨髓间充质干细胞。于干预后第 3、6、9 日分别 3 次采用 CCK-8 法测定细胞光密度值（OD），比较各组间的差异。

结果，高剂量组牛膝醇提物含药血清刺激骨髓间充质干细胞增殖，并促进细胞分化，其 OD 均值与其他组相比较最高，差异均具有统计学意义（$P < 0.05$）。

结论：牛膝醇提物含药血清具有促进 BMSCs 增殖的作用，其中高剂量作用最强，CCK-8 检测法是较为简便、快速、灵敏、重复性好、细胞毒性小的检查方法。

（三）血浆硬化蛋白与骨关节炎软骨退变程度的相关性

为了探索血浆硬化蛋白水平与膝骨关节炎严重程度的相关性，课题组选取女性骨关节炎患者和健康女性各 95 例，用 ELISA 检测血浆中硬化蛋白、CTX-Ⅱ 和 aggrecan 降解片段 AGG1 及 AGG2 的浓度。根据 Kellgren-Lawrence（KL）分级，对 95 例膝骨关节炎患者进行 X 线分级并进行相关分析。结果显示，骨关节炎患者血浆硬化蛋白浓度明显低于对照组（$P < 0.01$）。血浆硬化蛋白浓度与 KL 分级负相关（$r=-0.828$，$P < 0.01$），与血浆 CTX-Ⅱ（$r=-0.917$，$P < 0.01$）、AGG1（$r=-0.658$，$P < 0.01$）、AGG2（$r=-0.583$，$P < 0.01$）呈负相关。结论：膝骨关节炎患者的血浆硬化蛋白浓度与软骨退变程度相关，此结论有助于在临床上监测病情进展以及评价病情的严重性，丰富了病情分级、疗效观察的检测手段，提高了分级的准确性及指导、监控治疗的质量。

第五节　其他伤病

一、创伤

（一）各年龄段的创伤发病特点

1. 观察目的、方法与结果　30 年前，临床流行病学兴起，这是一个研究疾病分布规律及其影响因素，借以探讨病因，阐述其流行规律，制订预防、控制和消灭疾病的对策和措施的新的学科。我希望能够借此在骨伤科进行一些研究和尝试，深入了解专科疾病的发生、发展、诊断、防治及预后等方面的规律，希望有助于临床工作水平的提高。为了了解不同年龄段（儿童、成人、老年）创伤发病的一些特点，我收集了 1989 年 7 月之后共 4 年间在湖南中医学院第一附属医院急诊骨伤科就诊的 2 1970 例创伤病发病的资料，其中儿童（≤ 13 岁）3 508 例、成人 17 701 例、老年（≥ 60 岁）761 例（分占 15.97 %、80.57 %、3.46 %）。对各组性别比例、创伤分类、骨折脱位部位分布、创伤严重度等数据进行了如下整理和分析。

（1）儿童组骨折、脱位的构成比均明显高于成人组，男童创伤就诊人次多于女童，尤以骨折、脱位突出。儿童组脑损伤比例较成人组少。在儿童组出现频率最高的前3位骨折中，桡尺骨和胫腓骨的青枝骨折占有相当比例，粉碎骨折少。桡骨小头半脱位占小儿脱位的绝大多数（93.88%）。

（2）老年组与成年组在软组织损伤、骨折、脑损伤的差异均有高度显著性（$P < 0.01$），24小时内老年组无一例死亡，成年组死亡9例。两组骨折好发部位差异较大，两组均居首位的桡骨下端骨折构成比差异亦有显著性（$P < 0.01$），老年组脊柱骨折均为腰椎压缩性骨折（无截瘫，成年组并发截瘫14例）。老年组四肢骨折中上肢骨折组间差异无显著性（$P > 0.05$），成年组上肢骨折组间差异有高度显著性（$P < 0.01$）。老年组创伤严重记分明显高于成年组（$P < 0.01$）。

2. 认识与体会

（1）性别：虽各组均以男性创伤者居多，但组间差别较大。成人组男性居多，系因其从事体力劳动多；儿童组则因男童活动量大与忽视安全而居多；老年组两性几乎相等，而在骨折脱位中反以女性为多（此与老年女性人口基数大、内分泌易于紊乱有关）。

（2）创伤分类：老年组骨折患者脑损伤、内脏损伤比例较大，是因其骨质疏松、肌力下降、灵活性差，以及脑血管弹性差、脑组织代偿力弱的缘故。而儿童组脑损伤、内脏损伤以及多发骨折比例较小，是因儿童体重轻、重心低、速度慢、受力小，以及脑膜和脑血管弹性大、颅骨结构松软、脑组织代偿能力强的缘故。

（3）骨折脱位部位分布：各组前3位骨折顺位不一，虽成人组、老年组均以桡骨远端骨折列首位，但两者构成比差别较大（$P < 0.01$）。从发生频率、治疗难度、预后等综合考虑，各组最应重视的骨折是儿童的肱骨髁部骨折、成人的指骨骨折（含断指）及胫腓骨干骨折、老年的股骨颈骨折。

（4）创伤严重度：各组创伤严重度评分以老年组最高、儿童组最低（儿童骨折整复较易、预后较好，桡骨头半脱位的治疗易、预后好），主要与两组骨折、脑损伤、内脏损伤的构成比相差较大有关，也与社会普遍较重视儿童而送诊积极有一定关系。

（5）笔者还对急诊创伤的其他一些资料进行了临床流行病学研究，对揭示创伤发病的一些规律做了一些工作。这一系列的研究结果对医院学科建构、急诊救治的预案制订、现场急救的组织和评估等有一定的参考价值。

（二）急性软组织损伤中药外治

急性软组织损伤是临床常见病，中药外治有明显的疗效优势。用笔者经验方"消瘀散"及院内制剂"复方黄连液"外治，疗效颇佳，兹将临床观察结果归纳如下。

1. 消瘀散外敷

（1）观察目的与内容：为了观察院内制剂"消瘀散"治疗急性软组织损伤的临床疗效，并比较其与名方"双柏散"的疗效，课题组分别观察了门诊及病房两组病例分别采用消瘀散（治疗组 1 080 例）和双柏散外敷（对照组 596 例）治疗急性软组织损伤的疗效及其安全性。两组患者在年龄、性别、来源、病情、证型、受伤部位等的差异都无统计学意义（$P > 0.05$）。消瘀散由大黄、姜黄、香附、当归、蒲公英、薄荷等十味中药组成，双柏散由侧柏叶、大黄、黄柏、薄荷、泽兰组成。碾末过筛，取药粉加水、米醋、酒、蜂蜜适量调成膏状，敷在伤处皮肤，厚度 0.5cm 左右，药膏面积比伤处肿胀面积略大，以胶纸或绷带固定，每日换药 1 次。5 日后采用"综合疗效指数"评价疗效。经统计，治疗组效果优于对照组，两组间差异有统计学意义（$P < 0.05$）。治疗组有 9 例、对照组有 2 例敷药处出现轻度皮肤发红，停药后即消失。

（2）结论与体会：以上观察结果表明，消瘀散外敷治疗急性软组织损伤疗效显著，优于双柏散。双柏散为广州中医药大学已故名老中医黄耀燊教授的经验方，1964 年收载于中医学院试用教材《中医伤科学讲义》，从此在全国推广使用，疗效显著。两个方子都以大黄为君药，能活血化瘀、消肿止痛。消瘀散配伍以活血行气为主，而双柏散主要立意为清热解毒，虽主治范围有所重叠，但所对应的主证却有所不同。因此，急性软组织损伤以血瘀证为主者适于外敷消瘀散，热证明显者适于双柏散。另外，双柏散由于药物性状的原因，加工后颗粒较粗，容易影响吸收和皮感，应根据患者的皮肤情况酌情考虑。

2. 复方黄连液涂药

（1）临床观察：课题组将 90 例四肢骨折后早期肿胀患者随机分为空白组、对照组、治疗组（各 30 例），空白组不予消肿药物干预，对照组用甘露醇静脉滴注治疗，治疗组用复方黄连液湿敷治疗，对治疗前及治疗后第 1、3、7、9 日的疼痛及肿胀程度进行评分，比较 3 组临床疗效。结果显示，3 组疼痛及肿胀度评分治疗前后组内比较及治疗后组间比较，差异均有统计学意义；与对照组相比，治疗组在治疗第 1 日至第 3 日时间段效果显著，在第 3 日至第 7 日时间段效果平稳。各组无明显不良反应。总有效率，治疗组为 96.55%，对照组 79.31%，空白组为 53.57%，3 组比较，差异有统计学意义（$P < 0.05$）。

（2）结果体会：以上结果表明，复方黄连液患处湿敷能显著减少四肢骨折后早期的肿胀、疼痛，有较好的临床疗效，并且使用方便、安全。通过与甘露醇比较，复方黄连液干预骨折早期肿胀、疼痛的效果更为明显。

四肢骨折常并发肢体软组织肿胀，不但影响骨折的治疗，处理不当还可引起筋膜间室综合征、缺血性肌挛缩、皮肤坏死、伤口感染等严重并发症。在骨折手法整复前后或骨折切开复位手术前如何快速减轻肿胀，进而减少并发症，已成为亟待解决的问题。中医学认为骨折会导致局部筋脉受到创伤，即"伤骨必伤筋"。筋伤无以束骨，易导致血液瘀积，以致患肢肿胀疼痛，久之瘀滞发热，故见患处皮肤温度增高。因此，瘀血是肿胀以及发热发生的关键因素。

复方黄连液方中，黄连、黄柏、栀子清热解毒、燥湿消肿，当归、大黄活血化瘀消肿，冰片清热解毒。诸药合用，有清热燥湿、消肿止痛之功。该药剂型为涂剂，施药简便，尤其适宜于大面积使用，又不需绷带固定，较之于中药外敷有明显的优势。

二、幼儿指屈肌腱腱鞘炎

（一）案例

罗某，男，1岁4个月，家长诉出生后不久即发现有双拇指屈曲畸形，不能伸直，看过几家医院，都建议手术治疗。家长觉得小孩年幼，难以接受手术，来我院寻求非手术治疗。经询问家长了解到，患儿每日都长时间将双手拇指含在口中吸吮含咬，检查见患儿双手拇指指间关节肤色、肤温正常，掌侧皮下有硬结，指间关节弹性固定在半屈曲位，无法掰直，但当掌拇关节屈曲时，拇间关节的被动活动尚可。经X线照片排除了骨性疾患，诊断为拇屈肌腱腱鞘炎。开处中草药"活血温经散"（艾叶、三棱、莪术、威灵仙等）浸泡于指，每日1剂，分2次煎泡，泡药后立即洗尽手上药液，每泡7日停药3日。同时施行理筋手法——缓慢并轻轻地推揉拇指关节的掌侧，将掌指关节固定在屈曲位并将指间关节被动屈伸，每次10分钟，每日3～5次，教会家长回家实施按摩；嘱咐家长给患儿使用安慰奶嘴。经过2周的治疗，患儿指间关节的屈曲度明显改善，继续用上方浸泡、手法理筋，至3个月的治疗完成时，双手指活动完全恢复正常，硬结稍变小、变软，不用手术就解决了困扰全家人的难题。

（二）体会

1.指屈肌腱腱鞘炎是临床常见病，但是幼儿并不多见，只是发现幼儿手指活动异常的时间往往滞后。此病是否属于先天性尚难定论，症状、体征与成年人有许多相同之处，只是成人的发病原因一是用手过度，二是局部摩擦过度，而幼儿则多因吸咬（多为正常习惯）导致。

鉴别诊断主要排除指间关节病损，尤其是先天性疾患。检查的要点，一是 X 线照片，一是专科查体。只要掌拇、指间关节的单一被动活动正常，则考虑肌腱疾患。所谓单一被动活动正常，是指当固定掌拇关节于屈曲位时，指间关节的被动屈伸正常；当固定指间关节于屈曲位时，掌拇关节的被动屈伸活动正常。

2. 在西医疗法中，除了封闭注射治疗（在儿童不太现实，中医的针刀治疗也是如此），多考虑手术治疗，对于比较顽固的病例尤其如此，因此，此例家长带小孩去数家医院就诊，均建议手术治疗。其实，幼儿的发育快、修复快、可塑性强，积极、及时的非手术治疗效果一般都比较好，本人以往已有十余例幼儿病例用相同方法治愈。如此年幼的患儿，手术疗法还是有一定的不确定性，应该是"能手法，慎手术"。

3. 活血温经散外洗的温经散寒、消瘀散结效果是非常突出的，但患儿皮肤娇嫩，长期泡洗中药容易变色，因此，泡药 1 周后要间隔休息 3 日，使皮肤得到适当休息。

4. 手法按摩是非常重要的，难度也不算大，但需每日频繁地实施手法。家长一般都能学会，家长按摩时患儿的依从性也会比较好，需要强调的是力度不用太大，不要急于求成。

5. 此病既然是吸咬所致，当然还要从源头进行防治。用安慰奶嘴是最合适的选择，既可以防止手指咬伤，又可以防止误食手指上残留的中药，同时，这也是此年龄段幼儿口腔健康的需求。有的专家提出要戴指套固定，但因为患儿年龄太小，往往不太配合，困难较大，个人认为必要性不大。

三、跟痛症

（一）案例

朱某，女，52 岁，因左足跟底疼痛、跛行半年，到某医院就医，X 线摄片后诊断为跟骨骨刺，行跟骨骨刺及跖筋膜（部分）切除术（图 3-5-1）。手术后跟底疼痛向前足延伸并加重，呈刺痛，跛行也有加重。行按摩、针灸等治疗 3 个月后仍无任何好转，无法坚持工作，遂来就诊。查体，左足足跟至足底的手术切口愈合良好，无发红发热，瘢痕不明显，足跟及足底轻度肿胀，并有广泛的皮下硬结、压痛，舌暗红，苔稍黄，脉弦。X 线照片显示跟骨前下方原有的骨刺已经完全切除，跖筋膜部分缺如。诊断为跟痹，瘀血积聚证。为患者开处了院内制剂"活血温经散"（艾叶、三棱、莪术、威灵仙等），以活血散瘀、温经通络，每日 2 次煎水，煮沸后改小火再煎 10 分钟，药量以在小盆中能浸泡到足背为宜。每次泡足 20 分钟，需保持药液温度 40 ～ 42℃，每泡足 7 日休息 3 日，并教会患者自行做足底理筋按摩手法（捋顺法）。坚持治疗 1 个月后疼痛基本消失，行走基本正常，恢复上班，继续原方泡足半个月后，疼痛完全消失，步态完全恢复正常。

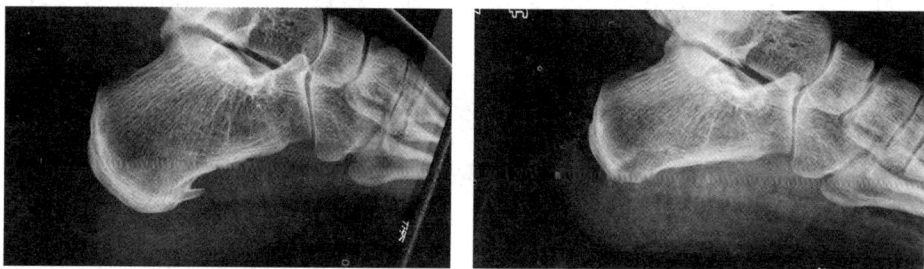

图 3-5-1　跟骨骨刺及骨刺切除后跟骨侧位 X 线照片

（二）体会

1.跟痛症的病位多在跟骨底部的软组织，有时摄片会发现跟骨骨刺，常常会造成误导，本例应该就是一个被误导的例子。大量的此类病例告诉我们，治疗后症状彻底消失了，但是照片上的骨刺却可能依然故我。显然，病变部位并不在骨刺，仅仅针对骨刺治疗显然是徒劳的。此例患者手术切除的范围也够大，效果却不达预期，值得思考。

2.疾病的治疗一般都应采用"阶梯疗法"，逐步增加或调整治疗手段。手术疗法一般都不是首选，而多是做为一种"终极疗法"。跟痛症的治疗一定是优先采用非手术治疗，其疗法多样，如理疗、按摩、针灸、针刀、中药、封闭等。以往遇到的此类初诊患者，大多数经中药泡洗都能生效，少部分无效患者则在封闭、针刀治疗后也能取效，只有极个别的患者因症状严重、非手术治疗无效而需要手术治疗。因此，切不可随意将手术疗法作为常规疗法。

3. 此例原有的病灶未能解除，加上手术后的瘀血留滞，故术后疼痛及跛行加重。此类手术，一般6周内症状基本都能消失，如3个月后还无任何改善，则应予以重视，积极治疗。

4. 院内制剂中药"活血温经散"能够温经通络、消肿止痛，使用面非常广，选用泡洗足部的方法，能够兼顾足底前后，也能兼顾手术前后的病损，再配合理筋手法（捋顺法）松解、整理挛缩的软组织，常可获得满意的疗效。需要注意的是，煎药的时间要恰当，药液量及温度要适宜，泡洗的时间要充足，这样才能获得预期的疗效。

5. 为了节约药源、保证药液的有效浓度，采用大小适宜的塑料袋等替代泡脚盆，也是不错的办法。

四、痛风

（一）解毒散治疗急性痛风性关节炎临床疗效观察

1. 临床观察 将门诊急性痛风性关节炎患者120例随机分为治疗组、对照组，两组患者的年龄、性别等比较，差异无统计学意义（$P > 0.05$）。治疗组药物为解毒散，成分为大黄、黄柏、姜黄、厚朴、白芷、陈皮、苍术、生南星、天花粉、甘草，碾为细末，过80目筛，用药粉、开水、米醋、酒、蜂蜜适量调成膏状，敷在肿痛处，厚度2mm。敷药面积比肿胀面积稍大，专用胶纸覆盖，必要时包扎固定，每日换药1次，10日为1个疗程。嘱患者低嘌呤饮食，劳作有度，避风寒，多饮水。对照组双柏散外敷，药物组成为侧柏叶、大黄、黄柏、薄荷、泽兰。观察症状、体征变化情况，检测血尿酸，疗效标准参照《中医病症诊断疗效标准》。治疗组有效率98.3%，对照组有效率92.5%，疗效差异有统计学意义（$P < 0.05$）。

2. 结果体会 中医学认为，痛风性关节炎属于"痹症"（热痹）、"历节"的范畴。《外台秘要》记载："热毒气从脏腑中出，攻于手足，手足燃热赤肿痛也，人五脏六腑井荥输，皆出于手足指，故此毒从内而生，攻于手足也。"此外，从临床发病特点上看，此病多发于下肢，尤其是踇趾，又根据湿邪好走人体下部的特点，也是主要致病因素之一，故湿热内蕴是本病的病机关键，清热利湿是主要治法。解毒散源于《医宗金鉴》中的"金黄散"，有清热解毒、去湿通络、活血化瘀、消肿止痛的功效，适于湿热蕴结证；对照组的"双柏散"具有清热解毒、消肿止痛之功效。本研究结果表明解毒散相较于双柏散，治疗急性痛风性关节炎疗效更优（均无明显毒副作用），应该是两方清热解毒用药力度相当，而解毒散除湿消肿配伍用药更多的缘故。这也提示了本病的病机特点是湿邪与热邪的共同作用，因此清热、利湿必须双管齐下。

目前临床上对本病尚缺乏根治措施，西药用秋水仙碱、非甾体类抗炎等药能够消炎镇痛，但副作用大（包括胃肠道反应、骨髓抑制、肾损害、神经异常等），使用的安全范围小，频繁用药剂量难以控制，疗效不够稳定。这给中药治疗提供了良好的空间，患者也寄予了更大的希望。

（二）消瘀散外敷治疗急性痛风性关节炎

1. 临床观察 为了观察中药外敷治疗急性痛风性关节炎的临床疗效，课题组将 2009 年到 2011 年前来深圳市中医院门诊就诊及住院的急性痛风性关节炎患者 100 例随机分为两组。两组患者的年龄、性别、病例来源等差异无统计学意义（$P > 0.05$）。两组都口服痛风定胶囊，治疗组外敷消瘀散，对照组外敷双柏散。两种药物的制药、使用方法相同：碾末过筛，取药粉加水、米醋、酒、蜂蜜适量调成膏状，敷在伤处皮肤，厚度 0.3cm，药膏面积比肢体肿胀面积略大，胶纸或加绷带固定，每日换药 1 次，7 日为 1 个疗程。观察局部红肿热痛、关节活动功能及血尿酸、血沉。结果显示，治疗组和对照组的症状、体征均有明显改善，治疗组总有效率 97.9%，对照组总有效率 91.8%，经 Ridit 的分析，差异有统计学意义

（$P < 0.05$）。血尿酸及血沉治疗前后的组内比较有统计学意义（$P < 0.05$），组间差异比较无统计学意义（$P > 0.05$）。两组患者服药期间无明显不良反应。结果表明，消瘀散外敷是治疗急性痛风性关节炎一种有效、安全的外治法，可以在临床上推广使用。

2.临床体会

（1）消瘀散由大黄、姜黄、香附、当归、蒲公英、羌活、薄荷等十味中药组成，双柏散由侧柏叶、大黄、黄柏、薄荷、泽兰组成。这两个外用方药在临床应用最多的是治疗急性软组织损伤，而对于热痹，双柏散的运用明显多于消瘀散。这两个处方中都配伍了清热解毒、利水消肿类药物，而且配伍的药味数量相当；不同的是，消瘀散的活血化瘀类药物配伍较多。可以认为，治疗组疗效优于对照组的主要原因是活血化瘀药物较多的缘故。因此，我们可以得出一个结论：在痛风的发病机制中，也有瘀血阻滞经络的病机环节。这给了我们一个启示，痛风的治法和配伍中，要考虑活血化瘀的成分，以提高临床疗效。

（2）在临床应用中，选择外用药还是应该遵循辨证施治的原则，毕竟辨证施治是中医治疗的原则和精髓。在具体选方中，痛风性关节炎患者当有瘀血表现时，可以优先选用消瘀散；反之，优先使用双柏散或解毒散。

（三）痛风性关节炎的中药标本兼治

1.案例　王某，男，28岁，因双足踇趾红热肿痛、跛行3日来诊。患者以往多次出现类似情况，化验检查血尿酸564μmol/L，诊断为痛风性关节炎，口服秋水仙碱能迅速控制症状，但腹泻严重。平时降尿酸服用非布司他，效果难以持久；同时，患者很担心药物的副作用，希望能够采用中药治疗。查体：双足踇趾发红、发热、中度肿胀、压痛明显，跛行明显。舌红，苔稍黄，脉稍数。口服经验方"清痹汤"以清热祛湿、舒筋止痛，每日1剂，分两次服；同时外敷经验方"解毒散"，嘱禁食高嘌呤食物。3日后红热肿痛基本消失，5日后完全消失，行走正常，但血尿酸仍明显增高。休息1周后，开始服用另一经验方"降浊汤"（以上方药详见

第五章），每日1剂（1次服用），2周为1个疗程，1个疗程后检查，血尿酸明显降低。此后每月服用2周，共3个月，无不适，复查血尿酸降至正常。

2.体会

（1）痛风是慢性病，更是一个"终身性疾病"。痛风性关节炎的中医病机主要有两个方面：在急性期主要是湿热内蕴，在缓解期主要是湿浊内停。湿邪的特点是缠绵难愈；湿浊则是指不正常的代谢产物，也称"浊气"，多责之于脾气不足。因此，在治疗上应当分阶段予以清热利湿及利湿去浊，可以根据兼症加减化裁。急性期当用中药内外兼治；缓解期的服药应有系统性，常以健脾化湿利浊为治法，以巩固疗效、预防复发。

（2）痛风性关节炎急性期的症状非常明显，给患者生活、工作影响很大，中药治疗讲究内外兼治，方可在最短的时间内控制肿痛。而缓解期的外治必要性则不大。

（3）中药对急性期症状治疗见效快，与西药无明显差别；在发作间期降尿酸的时间可能要慢一点，但是中药的副作用与西药相比则非常小，优势明显。秋水仙碱的副作用除了胃肠道症状外，还有肌肉及周围神经病变、骨髓抑制、休克、致畸、肝损害等；非布司他除了可能导致皮肤、肝损害之外，新近的研究还认为其可能增加心脏病等相关风险，对此，医患都要有全面的认识。作为中医或中西医结合医生，应当发挥中医药特长，能中不西、先中后西、中西结合，这也是本人坚持的一个学术观点。

（4）因为缓解期的服药时间长，煎药和携带不太方便，可以将中药打粉后装袋，开水泡服，这样方便很多。打粉后的药量只需饮片的1/2～1/10。

（5）痛风的发生主要源于饮食习惯，如《内经》所云："高粱之变，足生大疗。"王冰的理解就是足部生疗，因为四肢为诸阳之本。所以，预防和治疗的关键在于严格禁食高嘌呤食物。对每位患者，都应仔细交代食戒事项，而且在病历上要一一注明。对于有侥幸心理、餐桌上恋恋不舍的患者，要耐心地解释疾病的发展过程，分析利害关系，告诫患者万不可大意。

五、附骨疽

（一）案例

张某，男，40岁，因发热、右小腿红肿热痛、跛行反复发作20年，发作3日，于2009年7月4日来诊。患者20年前因外伤导致右胫骨开放性骨折，此后经常出现伤处发热、红肿疼痛，跛行。头孢类抗生素治疗能好转，此后多次出现上述症状，且抗生素治疗逐渐失效，此次前症复发，注射头孢唑林钠后症状无好转。检查，体温36.8℃，右小腿下段前侧有15cm×7cm瘢痕，瘢痕下段及足背发红、发热、中度肿胀、无瘘道、无波动感，轻度压痛，轻度跛行。舌红，苔薄黄，脉稍数。X线照片显示右胫骨下段硬化改变，有多个死腔，无死骨。血液检验白细胞升高，血沉及C反应蛋白增高明显，血液中细菌培养阴性。诊断为附骨疽（慢性骨髓炎）。然而该患者的病灶清除手术指征却不明显，在病灶处取组织做病原体培养和药敏试验也无法完成，因此，考虑中西医结合治疗。遂为患者制订了治疗方案：中药仙方活命饮合黄连解毒汤口服，每日1剂，分2次服；局部外敷解毒散，蜂蜜调敷，每日2次。同时仍使用头孢唑林钠静脉滴注抗感染。要求患者卧床，抬高患肢，饮食清淡。经过5日的治疗，患者左小腿的红热疼痛基本消失，跛行也明显好转，上述检验指标的异常均基本恢复正常。患者说，这次缓解比以往都快，而抗生素是用得最少、最短的一次。

（二）体会

1.骨髓炎是公认的疑难病，其感染病灶较深，药物到达病灶较为困难，对炎性物质的引流也非易事。中医认为，此病源于开放性骨折，外伤染毒，脓毒入骨，正不胜邪，邪毒内蕴，转变为附骨疽，正虚邪胜时往往复发。

2.该患者以往的治疗都只是单一地注射抗生素，初期有明显效果，但久用抗生素后病菌产生耐药性，故疗效不佳。当无溃面、瘘道时，则无机会从患者体内获取病灶组织，并且在血液培养为阴性时只能依靠临床经验来遴选及调整抗生素，同时使用中药治疗经常能够获得意想不到的效果。中医治疗不论细菌种类，依靠的是辨证施治，与西药治疗双管齐下，常能相得益彰。

3. 中药治疗附骨疽常常是内外兼治，更能体现其优势。此例采用中西结合治疗，是能够在很短的时间内取效的关键，体现了"中医与西医必须结合"这一学术思想的实用性和重要性。

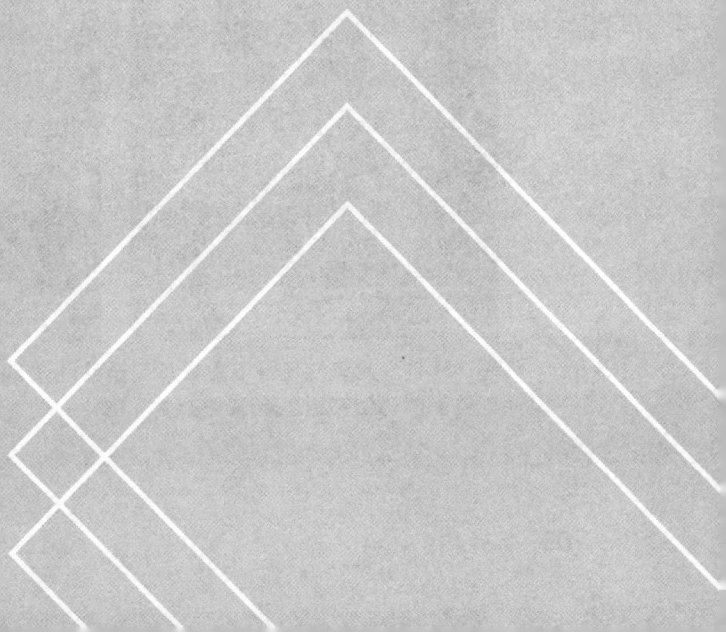

第四章

特色疗法

第一节　正骨手法

正骨手法，也称为接骨手法、整骨手法，是指运用手法将断骨整复接续，使之恢复正常形态的方法。手法是中医骨伤科治疗骨折的四大治疗方法（手法、固定、药物、练功）之一，《医宗金鉴·正骨心法要旨》称其为"正骨之首务"。《仙授理伤续断秘方》将正骨手法分为相度、忖度、拔伸、搏捺和捺正五法；《医宗金鉴·正骨心法要旨》将其概括为"摸、接、端、提、推、拿、按、摩"八法；《中医骨伤科学》教材（第十版）将正骨手法归纳为拔伸、旋转、屈伸、提按、端挤、摇摆、触碰、分骨、折顶、回旋、蹬顶、杠杆等12种。笔者在长期的临床工作中坚持"先手法，慎手术"的原则，坚持突出正骨手法优势，解决了不少似乎只能手术才能解决的难题（例如图4-1-1这样的前臂双骨折完全移位，多家医院都建议手术的病例），总结出了一些特色手法正骨技术。基础正骨手法已经相当成熟，本章主要介绍儿童正骨手法、体外整复这两个方面的创新和实践经验。

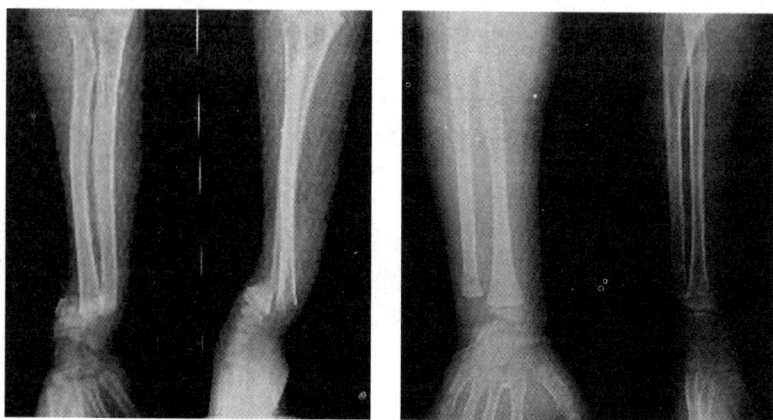

图4-1-1　儿童桡尺骨下段骨折完全移位X线正侧位片（左）骨折手法复位解剖对位夹板固定X线照片（右）

一、儿童正骨手法

（一）缓压手法治疗青枝骨折

1. 机理和方法

（1）机理：青枝骨折是儿童特有的骨折类型，因为骨骼外有较厚的骨膜包裹，有机物较多，骨的韧性和弹性比较好，不容易折断，在受到外力之后，常常会"折而不断"。这样的特性使得青枝骨折在整复和愈合上都与成人骨折存在很大的区别，怎样利用、保护好幸存的骨膜，是在儿童骨折整复中需要特别注意的事情。笔者通过多年临床实践，认为缓压复位手法是治疗青枝骨折的有效手法，通过多年临床实践，积累了丰富治疗经验，获得了良好的疗效。

青枝骨折断端移位主要特点是成角畸形（对线不良），而侧方移位多不明显，整复一般较为简单，但处理不当也可能加重损伤和移位，进而影响疗效，甚至导致医疗纠纷。在临床上，要么许多青枝骨折因畸形不明显而放弃了手法整复，要么只是在施行夹板固定后透过夹板施行手法（此操作的部位和手感都欠准确，不宜单纯依靠夹板和压垫达到矫形的目的）。夹板和压垫只能用以防止整复后的再移位，至多也只能校正残余的微小畸形，过分地依赖夹板和压垫的矫形作用将容易导致压疮、缺血性肌挛缩等并发症。

（2）方法：患儿坐于家长怀中，或单独取坐位或仰卧位，家长陪伴于旁。下肢骨折需要助手配合适当牵引，医生一手拇指指腹按压在骨折成角处，另一拇指叠于其指背上（因为儿童骨骼较为短小）进行推按。双手其余四指与拇指配合，实施"提按"手法（拇指下按，其余手指上提）。整复时逐渐加力，持续加力（通常需要持续1分钟至几分钟），此间要与患儿保持良好的沟通，以分散其注意力，保证手法的顺利实施。待骨折成角畸形消失或者稍微"矫枉过正"后完成手法。按照"三垫固定"法放置固定垫，四合一小夹板固定，绑好扎带，立即透视或照片。

（3）优势：查阅古籍及现代文献，均未记载针对青枝骨折的专用手法。缓压手法不但适于长骨干青枝骨折整复，也适于骨端的青枝骨折（包括肱骨髁上骨折、桡骨远端骨折等），只是常需结合屈伸（关节）手法。用缓压手法治疗青枝骨折较普通的快速整复手法有明显的优势。其一，不会导致剧烈的疼痛，患儿及家长较易接受；其二，损伤小且不易损伤骨膜而导致完全骨折及移位；其三，因骨膜等组织的损伤小，有利于骨折的愈合。笔者认为，尽管儿童骨折的塑形能力很强，但随着对健康质量的要求不断提高，有明显畸形的青枝骨折仍应予以手法整复，以充分纠正畸形，加速骨折愈合。

2. 临床观察

（1）系统观察：为了观察、比较缓压手法整复青枝骨折的治疗效果，筛选安全有效的正骨手法。研究团队对缓压复位手法与快速复位手法治疗青枝骨折进行了系统的临床对比研究。2007年6月至2009年6月，对急诊、门诊、住院的青枝骨折患者60例，分别采用缓压手法与快速手法整复青枝骨折（各30例），观察复位后的骨折对位、对线、骨痂生长情况。治疗组采用缓压复位手法，对照组采用快速复位手法。适当牵引下（主要指下肢）采用端提挤按手法，挤按骨折成角处，并端提肢体远端。快速复位组施行手法时间仅数秒钟（牵引时间除外），缓压复位组复位时间数分钟，也可在观察整复效果后再次整复。固定采用四合一柳木小夹板外固定（小腿用五合一夹板），锁骨骨折用锁骨带固定，下肢骨折者配合皮套牵引。治疗结果显示，缓压复位组治疗后第4周对位及对线情况均优于快速复位组，差异有统计学意义（$P < 0.01$），骨痂质量评分在第4周时缓压复位组显示出明显优势，差异有统计学意义（$P < 0.05$）。

以上结果表明，缓压手法治疗青枝骨折的临床疗效优于快速整复法，是治疗青枝骨折的有效、安全的手法，可以作为治疗该骨折的基本整复手法在临床应用及推广。此种手法也可以作为"提按"手法的扩充和完善。

（2）案例：李某，男，6岁，摔伤左上肢后出现肩臂疼痛、畸形、活动受限，伤后2小时来诊。查体，患儿左锁骨中段处向上凸起并有压痛，有轻度纵轴叩击痛，左肩臂拒动。X线照片（图4-1-2左）提示左锁骨中段青枝骨折，无错位，向上成角明显。向家长建议手法复位，家长担心患儿难以配合而影响治疗，笔者决定实施"缓压手法"复位，向家长说明该手法是最为适于儿童骨折的方法，不像想象中那么恐怖，使家长很快接受了这一治疗方法。在骨折断端实施血肿内麻醉后患儿疼痛明显减轻，立即开始实施缓压复位手法：顶住患儿胸椎后方，轻轻向外、后牵拉双肩部，用大拇指缓缓向下按压在骨折成角处，边按压边与患儿交谈，以缓解其紧张情绪。经过数分钟的按压后，骨折成角畸形消失。然后在锁骨中段的上方垫好压垫，绑上锁骨固定带，即刻照片（图4-1-2右）见骨折断端解剖对位。于复位后3日、7日进行了照片复查，都显示骨折位置稳定，14日照片时有少量骨痂出现。骨折后3周照片有大量骨痂形成，遂去除外固定，锻炼患肢关节活动。1个半月后症状和畸形完全消失，功能完全恢复正常。

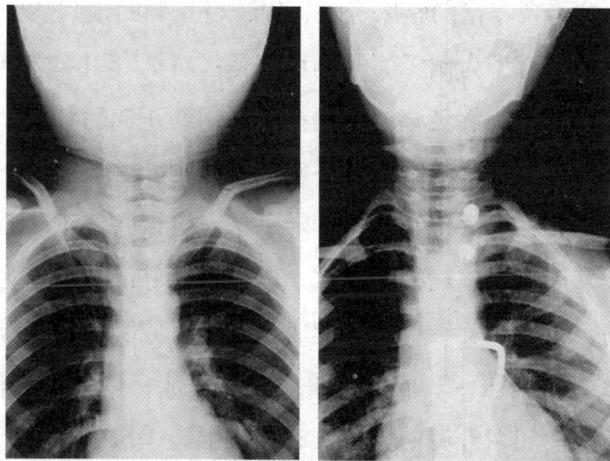

图4-1-2　患儿左锁骨锁骨骨折X线正位片（左）
骨折手法复位锁骨带外固定后X线正位片（右）

（二）肱骨髁上骨折整复手法

肱骨髁上骨折是儿童多发骨折，治疗的难度比较大，容易导致肘内翻畸形、骨化性肌炎等后遗症，对肘关节的外形和功能造成比较大的影响。虽然该骨折的诊断治疗已经较为成熟，但手法复位的成功率还是难以令人满意。笔者根据长期的临床经验，提出了以下与常规处理有所不同的观点。

1. 经验体会

（1）影像学检查：因为儿童肘关节骨骼的发育尚未完善，普通的 X 线照片（DR）常常不能准确地提供骨折部位、骨块碎裂、移位方向等重要信息，给治疗计划的制订带来困难。常常需要 CT 扫描，并且进行三维成像处理，方能对其有全面、细致的了解。

（2）手法整复：该骨折的复位要求主要是恢复关节面（滑车、鹰嘴窝）的平整，恢复正常的携带角、前倾角，避免旋转畸形，避免复位带来的副损伤。

为了达到以上目的，需要精心地设计整复方案，是适于手法复位还是手术整复？如果手术，是适于手法复位并经皮内固定，还是适于开放复位钢板内固定？这需要丰富的临床经验，以进行正确的预判。

手法复位（伸直型为例）的经典程序是：对抗牵引－端挤手法纠正侧方移位－旋转手法纠正旋转移位－提按、屈肘纠正向后移位，之后放置固定垫，小夹板固定。笔者的经验是，旋转手法不能一概而论，如果内、外髁只有单髁移位时，不宜单纯使用旋转手法，应该在纠正向后移位时保持牵引、内收或外展再实施旋转，也就是以对位尚好的单髁作为支点，并且加大侧向成角，再进行旋转；牵引的时机安排，应当在纠正侧移之后，因为牵引常导致骨块卡压，造成端挤手法难以完成；以上手法程序的最后，应该在肘关节稍前屈、外展的体位实施摇摆触碰手法，以利于骨折的稳定性和保持肱骨下端的正常角度。

（3）外固定：肱骨髁上骨折的外固定，笔者一般采用石膏夹板（后侧托板或前后夹板），因为关节附近的骨折固定，石膏的塑形更加简单、贴服，对保持肘关节的正常角度效果要优于小夹板。并且，在固定 2 周后，可以将石膏夹板的关节处慢慢折软，使之形成"合页"状（类似于铰链式膝关节固定器），重新固定后可以在石膏夹板的适当保护下开始小幅度地活动肘关节，第 3 周完全去掉石膏夹板，开始全幅的肘关节活动锻炼。这样可以最大限度地保证骨折的稳定性，又在第一时间开始进行肘关节的活动，做到了"动静结合"的最优化。

（4）内固定：在很多情况下，手法复位已经成功，但是因为稳定性不佳，需要进行适当的内固定。此时，骨圆针经皮内固定就是一个非常好的选项，也是中医骨伤科的强项，这一技术也属于微创。穿针的方向，或由外向内，或内外交叉，但是，交叉固定的力学性能要优于单侧 2 枚骨圆针平行固定，只是风险要稍微大一些。选用的原则首先要看骨折的稳定性如何，如果稳定性很差，必须交叉固定。其实，当我们对肱骨远端的解剖结构有了清晰的了解后，内侧进针的安全性是有保障的。

虽然专用的内固定材料形式多样，选择余地比较大，但髓内针或者钢板内固定手术所需要开放暴露的范围比较大，对骨骺可能形成一定程度的损伤，尤其对骨骺的影响难以估计，需要谨慎选择。

（5）中药的使用：在使用中药内服方面，必须兼顾儿童的生理特点。在早期选用活血化瘀中药的时候，应选择药性较为温和的药味，避免破血、耗气。使用中药外敷时，必须服从于骨折的外固定，也就是对于不稳定性骨折，在固定材料之下不使用中药外敷，必要时可以外涂。如果去除外固定后关节功能恢复不佳，可以中药熏洗并加强功能锻炼或配合推拿按摩。

2. 病案 田某，女，6 岁。左上肢摔伤后左肘关节疼痛、畸形、活动受限 2 小时就诊。查体见左前臂及腕部活动重度受限，但其皮感、肤温及手指活动基本正常。X 线照片及三维 CT（图 4-1-3 左）显示左肱骨髁上斜行骨折，骨折远端向后、外移位明显，并有内旋。因骨折线为斜行，骨折端非常不稳定，故为患儿制订了手法复位、经皮钢针内固定的治疗方案。在全身麻醉下，术者侧向扣挤肱骨下端，双拇指推挤骨折远端向前，并稍牵前臂远端屈肘外旋，稍向桡偏，摇摆触碰，使骨折端的桡侧嵌紧。透视显示骨折断端对位良好，前倾角、桡倾角正常，然后在肱骨下端桡侧经皮各平行钻入 2 枚骨圆针。缝合皮肤后再用石膏托保护肘关节。术后 2 日 X 线照片、5 日 CT 扫描（图 4-1-3 右）显示骨折位置无移动，2 周照片显示出现骨痂。遂将石膏托在肘关节处折松，形成铰链状，继续石膏托固定，并让患儿开始肘关节微动锻炼。伤后3周照片，骨折位置好，骨痂大量形成，遂去除石膏托，全幅活动肘关节。第4周取出钢针，肘关节活动度有轻度受限，针口愈合后用上肢损伤洗方泡洗肘关节，加强肘关节功能锻炼，2周后关节活动完全恢复。患儿及家属非常满意治疗效果，并对医护人员给予了很高的评价。

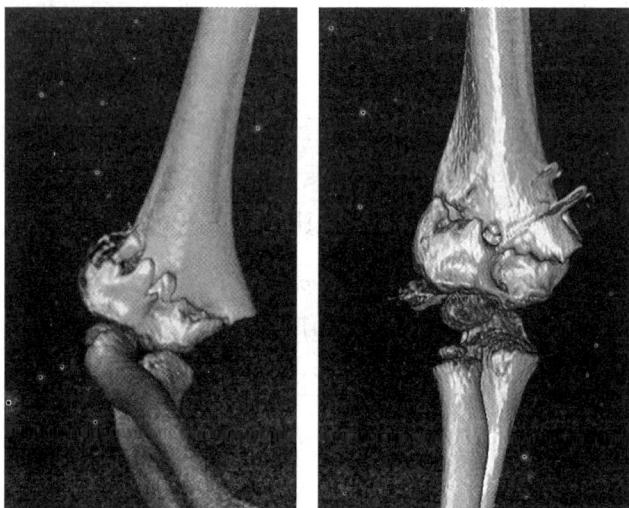

图4-1-3　患儿右肱骨髁上骨折CT三维成像（左）
手法复位经皮骨圆针内固定后CT扫描（右）

二、胸腰椎骨折体外整复

胸腰椎骨折是临床常见的骨折，多由坠落或跌倒所致，目前更多见于骨质疏松症的老年人。胸腰椎压缩性骨折不仅会造成慢性腰痛、畸形、活动困难等，还可能带来失眠、心理障碍等问题，严重影响生活质量。对于此类损伤的治疗仍然是以非手术疗法为主体，因此，尤其有必要对胸腰椎压缩性骨折的体外整复进行深入的研讨和实践。笔者在积累了大量临床经验的基础上，在此领域进行了系统、规范的总结和探索，经过潜心研究，形成了经典理论探索、复位机理研究、整复器具研制、诊断治疗规范、影像评估体系、临床评估标准、疗效观察对比（详见第三章第一节）等系列研究成果。

（一）经典温习取真

中医文献对胸腰椎骨折的认识最早见于《黄帝内经素问·生气通天论》所载，"因而强力，肾气乃伤，高骨乃坏"，文中的"高骨"，即指腰脊骨；而在《灵枢·邪气脏腑病形》则出现了"折脊"的专用病名。元代《永类钤方》首次记载了脊柱骨折的复位方法——"攀门拽伸法"；《世医得效方》载有："凡锉脊骨，不可用手整顿，须用软绳以脚吊起，坠下身直，其骨使自归窠。"明代《回回药方》中记载了腰部垫枕法治疗胸腰椎骨折的方法："令患者仰卧，以一硬枕放脊梁下。"利用伤者的自身体重达到复位效果，至今仍在临床上常规应用。总体说来，历代名著所记载的整复方法众多，差异也比较大，甚至有些还有所矛盾。

关于胸腰椎骨折整复后的固定，《证治准绳》有言："只宜仰卧，不可翻卧，大动后恐成损患。"《医宗金鉴·正骨心法要旨》则详细记载了"通木"与"腰柱"固定的器具与方法。《证治准绳》则提出用夹板固定："以桑皮一片放在药上，杉皮两三片安在桑皮上，用软物缠夹定，莫令曲，用药治之。"

大体上，中医经典有关胸腰椎骨折的治疗方法分为体位复位、手法复位及联合应用三类，大部分论述强调体位复位为主，手法复位为辅，并且都提倡整复后需要使用专用材料、器具进行固定。中国医学开创的体外复位的基本原则虽年代久远，但对后世胸腰椎骨折的治疗仍具有深远的指导意义。笔者从《回回药方》垫枕治疗胸腰椎骨折的方法中得到启发，研制了专门用于整复胸腰椎压缩性骨折的专科器具"胸腰椎骨折复位床托"。

（二）现状与趋势

现有的各种整复器械各有优势与不足。垫枕器材柔软舒适、简便，安全、价廉，不足的是枕面难以形成正常的腰椎生理弧度，托举高度不够准确，患者睡于气枕上易于滑动；机械枕的优点是快速、准确，不足是需往返搬动，另需固定维持；悬吊复位的优点是快速、省力，不足是器械体积大，仍需其他器械维持脊柱曲度；携带式的优势是可以随身携带，可以调节，离床早，不足的是，顶板形状与脊柱曲度不够吻合，且压力较大，易生压疮，站立位不利椎体高度的恢复，脊柱稳定性较差时难以防止畸形的发展。

专家们提倡，整复时机要早，一般应在腹膜后血肿刺激症状消失后开始。宜快速复位（一次性完成），如果慢速复位，也需在 1 周内整复。器械施压部位一般将伤椎作为施压点，也可定为第 4 腰椎；整复时的有效高度多在 5 ~ 7cm；下床后佩戴支具的时间为 1 个月左右（一直固定到复位后 3 个月）。X 线片疗效评价以伤椎椎体前缘高度的改变最具有临床价值。

近期临床疗效观察应包括 VAS 疼痛记分法、Stauffer–Coventry（SC）或功能障碍问卷表等。高度丢失与否的随访为 3 ~ 12 个月，高度丢失的相关因素包括年龄、复位情况、下床时机、固定器材等，高度丢失率在15% 左右（老年人的丢失率偏高）。

未来整复器械的发展趋向是托板整复。托板适应脊柱生理弧度并较柔软，加压点准确，顶托高度易调，快速与慢速复位兼顾，整复与固定通用，操作、护理简便，安全可靠。

（三）复位原理及经验

笔者在复习中医经典后认为，腰椎骨折是躯干骨折，手法复位较难达到力学要求，安全性保障也不够，只有体位复位是最为有效、规范的复位方法，而且疗效完全可以达到和超过其他复位方法。在体位整复中，又以垫枕复位最为简便、易控。

胸腰椎压缩性骨折多为屈曲型骨折，对照《医宗金鉴·正骨心法要旨》正骨"八大手法"，整复手法比较靠近"接""提"两法，这两法均能纠正骨折之"陷下"，也均可借助"器具"整复。现代研究认为，该骨折的整复可以通过伸腰体位牵拉未受损的前纵韧带，有效地恢复其生理弯曲和椎体高度。而笔者仿照垫枕复位原理研制的胸腰椎复位床托，就是使患者平卧在仿生腰托上，利用前纵韧带的过伸张力而复位。现用的传统垫枕材料多是采用棉枕、米枕、海绵枕等，虽然能够实现对局部皮肤的软接触，但不能维持良好的外形，从而保障良好的复位效果。胸腰椎骨折复位床托很好地利用了传统手法快速整复胸腰椎压缩性骨折简便、有效、快速的优点，并且对比手法复位，又很好地克服了复位时痛苦较大、整复力度也较难掌握和易损伤脊髓及肋骨等缺点，明显增加了患者治疗的依从性。与当今其他同用途的器械辅助复位相比，复位床托具有高度易控、操作流程标准的特点，且骨折复位及体位维持能达到器具一体化的要求。

　　笔者认为，单是仰卧位垫枕加大腰椎曲度，即可满足对损伤胸腰椎的顶压复位要求，并且，顶压上下躯体的反向重力之分力也足以形成对向牵引力，达到拔伸手法的目的。根据国内专家的研究，在脊柱后柱完好的情况下，没有必要使用牵引治疗，即便确需使用，床头牵引也可满足牵引之需。

（四）复位床托弧面参数的制定

　　胸腰椎压缩性骨折治疗的主要目的是恢复伤椎的高度和脊柱的生理曲度。现代研究表明，这主要是通过有效地拉伸前纵韧带来实现。同时，作用于胸腰椎脊柱的外载荷虽然有利于骨折的复位，但过度增加负载经常会导致平台期，不助于复位，还可能导致副损伤。影响外载荷的主要因素：一是着力点，二是着力度。虽然许多专家都认为集中挤压伤椎是提高压应力的最佳途径，但这样操作也容易造成伤椎的副损伤，包括伤椎棘突的挤压伤、前纵韧带的牵拉伤，这些还是应当设法避免。复位时应当使前纵韧带的延展力度达到正常人所能承受的腰椎过伸时的力度，只要使复位床托的托板弧度吻合正常弧度上限就能满足要求。

　　基于以上思路，研究团队检测了70例正常人胸腰椎过伸状态下棘突离床曲线的放射学数据，得到了正常人体胸腰椎过伸弧度的准确参数。

　　经放射学测量，胸腰椎过伸位弧度是 $T_8 \sim S_4$ 的、以 L_4 棘突为顶点

（高度 6.8cm）的非对称弧形，这一研究结果为制定复位托板的长度、弧度提供了科学依据。笔者研制的胸腰椎压缩性骨折复位枕面的弧度即根据此参数制作，达到了最佳的舒适度和最佳的复位效果。在随后的器具复位的实际操作中，患者对床托托举高度的承受能力也与预期水平吻合。

在床托制作完毕后，研究人员又对正常人体进行了 30 例的模拟测试。模拟者平躺在复位床上，将第 4 腰椎棘突对准床托的最高点，逐渐升高床托，记录最大承受距离，床托托举高度的中位数是 6.5cm。同时还进行了一项测试，用固定在床托上下的绑带捆住患者的胸廓、骨盆，此时的最大托举承受距离是 3cm。这一结果验证了上项研究的准确性，并且还提示，在床托上下捆绑躯干的情况下，需要升举的高度可以大幅度减少（尤其适于年轻体壮的患者）。

（五）胸腰椎骨折复位床托及操作

1. 设计原理和特点　胸腰椎骨折复位床托的设计灵感来源于《回回药方》的垫枕复位疗法，硬质的枕头垫放置于硬板床上，垫于腰椎之下，能够给伤椎以足够的顶撑力量。但传统的垫枕复位疗法有很大缺陷，一是垫枕形状不能贴服腰椎的曲度，人体无法承受；二是复位枕头位置容易移动，且高度不能控制，影响骨折的复位效果。因此，复位床托首要解决的问题就是腰托的形状以及复位托板与床具的一体化连接。床托需为硬质材料方能保证复位的力度；高度也要可调，才能适应不同患者的复位需要。总体上，器械的设计应遵循过伸复位、高度可调、方便护理的原则，这样才能兼顾胸腰椎骨折复位治疗的方方面面，也才能实现对传统中医复位方法的继承与创新。

2. 材料与结构　整个器具外形类似于席梦思床垫，两头与病床头尾板连接。床托的主体框架为钢制材料，床面为不锈钢板，床垫为 4cm 厚的中硬度海绵（布包）。托具高度 10cm，宽 40cm，长 30cm，表面的弧度根据上述参数制作。托具嵌在床面中央偏下（腰曲位置），在床托的上下置入两条扎带（带卡扣），可用于固定腰椎上下的躯干（胸廓与骨盆）。

托具的升降机构由螺杆连接，用手摇柄旋摇提供动力（顶升力量可达到200kg），完成升降。在床托的侧方有升降距离标尺（0～10cm）及髂棘（第4腰椎）定位标。

3.复位操作方法　确认床具表面平整，使患者仰卧在复位床托上，上下调整患者卧床位置，使髂棘对准床边定位标识（此时床托的最高点即对准了第4腰椎）。将手摇柄套入床具边的接口，顺时针缓慢摇动，升起床托，观察床托侧的升降标尺，询问患者的感觉，顶升高度尽量达到6cm（系固定带时为3cm）。取出手摇柄，经床边照片或透视证实复位成功（达到正常高度90%以上）后维持复位高度仰卧，每2小时降平床托，使患者侧卧半小时，然后回到仰卧位。如果患者难以承受复位的高度，可以降低10%～30%的高度维持。需要降低托板时，将摇柄逆时针摇动，当标尺指针指向0时即完全降平。

需要纠正侧方成角时，使患者侧卧，操作方法同上，只是顶升高度一般达到3cm就能够完成复位。

（六）整复的相关问题处理要点

1.复位的时机与速度　复位时间宜早不宜晚，早复位可以加快愈合、康复的速度，有利于减少卧床带来的并发症。但是，如果出现了便秘、腹胀，则无法忍受复位，应迅速采取有效措施协助患者排便，一般在伤后3日之内应帮助患者排出大便，然后抓紧时间完成复位。

复位速度宜快不宜慢，但如遇到患者对疼痛的耐受性很差，则应多次逐渐升高托具高度，其余的病例均应在数分钟内完成整复操作。笔者在对30例胸腰椎压缩性骨折患者进行快速复位研究后得出结论，快速复位后，患者伤椎高度恢复率、伤椎高度矫正率、症状评分、体征评分和功能活动情况与复位前均有显著性差异（$P < 0.05$），显示胸腰椎骨折复位床托快速复位具有很好的依从性，能够提高治疗疗效，具有很好的安全性。

2.复位后的体位维持　临床经验证明，胸腰椎压缩性骨折患者在做手法整复以后，必须卧硬板床，并在腰下垫塑形枕以维持体位。否则，已经恢复了的椎体高度将部分甚至全部丢失。因此，如果有条件，应嘱患者在复位床上继续卧床，直至出院。在出院后，仍需垫枕保持腰椎过伸体位，用医用腰枕持续仰卧来维持体位会有相当难度，在难以坚持仰卧体位的情况下可以去腰枕，改侧卧（半小时为宜），之后再回复到仰卧位。

从保证整复质量的角度出发，卧床时间应满足骨折的初步愈合；但从避免并发症和尽快恢复生活自理的角度出发，则应该尽早离床。总体来说，一般是卧床 4～6 周，具体的卧床时间应当因人而异、因情况而异。所谓因人而异，是要根据脊柱受伤后的稳定性，患者的年龄、体质，伤前状态、心理状态等来决定下床时机；因情况而异，则指是否准备好有效护具，以及家庭、社会、经济等因素。

3. 中药治疗 《素问·缪刺论》记载："人有所堕坠，恶血留内，腹中满胀，不得前后。"应当"先饮利药"。唐代蔺道人则采用七步内治伤损法中的"大成汤"等治疗，大成汤在胸腰椎压缩性骨折的临床治疗中应用较为广泛。笔者认为，早期治疗在活血的同时需注重行气，尤其要重视应用既能行气又能活血的中药，其中大黄最为常用。大黄具有泻下攻积、清热泻火、活血祛瘀的作用，现代研究证明，大黄的主要成分为蒽醌类衍生物，可使肠管张力增强，蠕动加速；大黄能提高血浆渗透压，降低血液的高黏度，并能改善血栓素与前列腺素的比值，达到扩容及改善微循环、增加局部血流供应的作用。有学者从大黄中分离到镇痛、消炎的物质林德来素（lindeyin），该药的镇痛作用为末梢性的，效果可与阿司匹林、保泰松等消炎镇痛药相媲美。经长时间临床观察，患此病的年老、体虚患者，短时间在中药方中使用大黄（10g），未发生不良反应，说明了大黄用药的安全性。

关于胸腰椎骨折中、后期的用药，因其特点为筋骨未坚、肝肾亏虚，故宜补益肝肾、调养气血。常用中成药——伤科接骨片（老年人宜用仙灵骨葆胶囊）等。

中药的外治需要避免给局部皮肤造成摩擦，不宜使用散剂调敷，可以使用巴布剂、涂膜剂等。笔者的经验方"消瘀散"巴布剂、涂膜剂应用于本病，有良好的止痛消肿效果。

4. 练功与护具

（1）练功：腰背肌功能锻炼不仅是促进功能恢复的重要手段，也是骨折复位的重要组成部分，可以达到复位治疗与促进康复的双重目的。通过以背伸肌为动力，进一步增加前纵韧带及椎间盘前部纤维环的张力，使压缩椎体恢复更为充分，脊柱畸形得以矫正，脊柱序列稳定性得以恢复。背伸肌力的加强，不仅形成了一个有力的肌肉夹板，从而加强脊柱稳定性，而且还可避免长期支具固定带来的不适和骨质疏松。相关文献也报道坚持背伸肌锻炼可以改善全身血液循环，在早期消除全身不适的症状，增进食欲，增强体力，明显减少或避免骨折后遗症如慢性腰痛等的发生。

尽早配合竖脊肌锻炼，常用的方法有仰卧位的"五点支撑法""四点支撑法""三点支撑法"和俯卧位的"飞燕点水法"等。但没必要过度强调开始实施竖脊肌锻炼的时间和完成的质量，尤其是对于年老体弱的患者。早期的练功还是以四肢的活动为主，应遵循循序渐进、主动为主、适当辅助、以健带患的练功原则。

（2）护具：下床初期佩戴的腰部护具应采用支撑式（详见下一节"体外固定"），最低限度要使用带支撑条的宽腰围。护具的佩戴，应一直使用到复位后3个月，卧床时不要使用护具，避免肌肉萎缩。

（七）X 线平片疗效评价体系

1. 评价体系的建立和意义　椎体高度的恢复程度是反映骨折整复效果的主要指标，临床中通常是用数字化 X 线摄影（DR）进行检测。在以往疗效观察的报道中，这方面的描述较为粗略，评价指标过于陈旧、单一，缺乏系统性、精确性，这对科研工作的开展是远远不够的。为了弥补上述缺陷，使胸腰椎压缩性骨折疗效结果评价从粗略式走向精确式，笔者通过多年潜心钻研，建立了关于胸腰椎压缩性骨折患者疗效的 X 线平片评价体系。研究团队对 60 例（79 椎）单纯胸、腰椎压缩性骨折患者治疗前及治疗后各时相 X 线平片进行了测量，并对临床疗效进行了比较。对伤椎椎体前、后缘高度，Cobb 角以及相邻椎体高度等指标进行测量，统计椎体高度的损失率、恢复率、矫正率、治疗后损失率及 Cobb 角矫正率，并将上述影像学观测指标与临床疗效进行比较。结果显示：在 0 周、2 周、4 周、12 周 4 个检测时相中，以第 4 周最有价值和代表性（$P < 0.01$）。用 X 线平片评价胸腰椎压缩性骨折的疗效时，伤椎椎体前缘高度的改变最具有临床价值（Cobb 角与椎体高度的测量价值相同，$P > 0.05$，因而一般可以放弃不用）；伤椎高度损失率反映椎体的损伤程度，伤椎高度恢复率反映治疗效果，伤椎高度矫正率反映疗法的效率，伤椎治疗后损失率反映疗效的巩固程度，上述这 4 个"率"构成了胸腰椎压缩性骨折的 X 线平片疗效评价体系。

以"率"作为计算单位，避免了影像放大倍率不同造成的测量失准，有利于数据统计的规范和比较。在以后的该类研究中，笔者都坚持运用此评价体系，使临床诊疗和临床研究质量得到了提升。

2. 测量方法　在 X 线平片上进行划线测量，高度的测量部位统一为椎体的前缘高度。伤椎的骨折前高度（A）无法直接测量，则通过"邻椎折算法"算出，即以伤椎上、下椎的前缘高度之和除以 2，伤椎骨折后的椎体前缘高度为 C，伤椎复位后的高度为 B。

3. 计算方法

丢失高度 =A–C

恢复高度 =B–C

高度丢失率 =［（A–C）/A］×100%

高度恢复率 =（B/A）×100%

高度矫正率 =［（B–C）/（A–C）］×100%

治疗后高度损失率 =［（复查高度 – 治疗后高度）/ 治疗后高度］×100%

（八）专用疗效观察表的编制与测评

在胸腰椎压缩性骨折影像学疗效评价体系完善以后，完善疗效的临床评估标准就是亟待解决的问题。目前的国内、外胸腰椎压缩性骨折治疗报道所采用的疗效评价标准多为影像学指标、VAS 评分、ODI 功能障碍指数、日常生活活动能力（ADL）评定等，或是选择与 PRO 相关的普适性量表。这些量表多是针对下腰痛症状的评定，其他如功能、运动（行走能力和步态）、外观、关节活动度、肌力、影像学表现及患者满意度等却较少提及，甚至忽略不计。能够较好地评价功能活动等方面的问卷式调查也多数不全面，而且这些量表中有些关于日常生活和社会生活方面的问题、生活价值观、风俗习惯等与国人都有明显的区别。这种状况导致实际工作中难以准确地反映临床疗效，或是难以比较各种疗法的优劣，影响了评估和临床观察的质量。

　　研究团队回顾以往文献，根据患者报告的临床结局（PRO，一种测量与评价疾病的结局指标，它来源于患者对自身健康状况的感受，可以从患者角度提供有关治疗效果的证据）、量表的制定路径，建立了《胸腰椎压缩性骨折疗效评价量表》。团队基于 PRO 量表的制作规范，回顾文献，结合胸腰椎压缩性骨折的理论知识，以及患者、照料者访谈，骨科专家访谈等，建立条目池，再在专家指导下进行量表语言调适和要素完善，设计量表答案的形式及格式，进行小范围认知测试，据测试结果形成初选量表。之后对量表预调查，优化量表结构，从而建立《胸腰椎压缩性骨折疗效评价量表》。最后，对量表信度、效度和反应度进行科学性测评。经研究后形成了一个具有 3 个域体系（生理状况、心理状态及社会关系与治疗）、20 个条目的量表。该量表重测信度是 0.843，总克朗巴赫系数 α（Cronbach's α）为 0.943，折半信度（Split–Cronbach's α）分析为 0.951，量表 KMO 统计量为 0.835。将胸腰椎压缩性骨折患者与健康者进行对比，比较量表 3 个领域得分及总的得分，结果显示两组在量表 3 个领域的得分及总分的比较，P 均 < 0.01，差异均有统计学意义。

　　研究团队编制的该量表具有较高的信度、效度、反应度，经进一步优化后可用于胸腰椎压缩性骨折患者的量表制定及应用，为胸腰椎压缩性骨折的临床评价提供了可靠的评价标准，对提高胸腰椎骨折的临床疗效评价质量具有重要的意义。我们在此后的观察研究中一直采用此量表，使该病的临床研究质量得到了保障和提高。

（九）临床治疗效果

应用笔者研制的复位床托整复胸腰椎压缩性骨折，很好地继承了传统手法快速整复胸腰椎压缩性骨折简便、有效、快速的优点，其对比手法复位，又很好地克服了复位时痛苦较大、整复力度较难掌握、易损伤脊髓及肋骨等缺点，明显增加了患者治疗的依从性。而与其他器械辅助复位相比，复位床托又具有高度可控、操作流程标准化的特点，且复位及维持能达到一体化，是目前较为理想的复位器械，临床疗效的系统观察详见第三章第一节。

第二节　体外固定

体外固定是中医骨伤科学的特色和精华，具有"简、便、效、廉"的特点。中医的骨折手法复位及夹板外固定术早已得到世界的认可。夹板外固定属经典骨折固定法范畴，相比于内固定、外固定支架和石膏固定具有易操作、创伤少、肢体功能恢复快等独特优势。笔者在骨伤科外固定治疗及其基础研究方面做了大量研究，积累了丰富的临床经验，效果显著。其中，对夹板及其扎带的研究应用、肩肘弹力带固定、脊柱骨折外固定等方面的经验和研究较多，现归纳介绍如下。

一、夹板固定经验与研究

（一）经典溯源

晋·葛洪《肘后救卒方》采用竹板固定治疗骨折，开拓了小夹板治疗骨折的先河；唐·蔺道人《仙授理伤续断秘方》记载"凡由转脚凹之类不可夹缚，恐后伸不得""将绢片包之，后时时运动"奠定了"动静结合、筋骨并重"等骨折治疗原则，充分体现了小夹板"简、便、效、廉"的优点；清·吴谦《医宗金鉴·正骨心法要旨·器具总论》总结介绍了通木、腰柱、杉篱、抱膝圈等 10 多种外固定器具的制作和使用方法。

（二）机理要点

20 世纪 80 年代，我国专家就已经对小夹板外固定的生物力学基础有了明确的认识，认为小夹板属于弹性固定方式，它把骨折远近端与布带、夹板、压垫等组成一个局部外固定力学系统，通过布带对夹板的约束力、夹板对伤肢的杠杆力、压垫对骨折断端的效应力等起作用。小夹板的弹性固定及其短节段固定配合相邻关节的早期功能锻炼，最符合"动静结合"的原则，非常有利于骨折的愈合。

要满足以上的功能，小夹板的取材要满足临床所需的强度、弹性、光滑度、透气性、透 X 线性、轻便性等物理性能。扎带也需满足轻便、可靠等要求。

（三）现状分析

1. 基础研究与观点 屠开元教授的研究表明，在临床最为常用的小夹板材料——杉木、松木、柏木和水曲柳 4 种材料中，杉木的应力遮挡率在四种材料中最低，最有利于弹性固定。最适合前臂夹板扎带的拉力值应为"800 ～ 1000g"（约束力为 600g），大腿的扎带拉力则为 1000g。

西方学者提出的骨折愈合三角的理论认为，活动、血运与骨痂形成是促进骨折愈合的有利条件。其中，可控制的微动与坚强固定相比，更有利于骨折愈合，其原因可能是与应力刺激引导骨小梁生长有关。国内许多专家还从骨 - 肌生物力学、细胞 - 分子生物学机理方面证明了夹板固定骨折的优势。

2. 骨折固定的学派之争 在国际上，骨折固定的主要学术流派有内固定学派（AO）、生物学接骨术学派（BO）、外固定学派（DO）、中国接骨学派（CO）。AO 理论是借助坚强固定，一期恢复骨折端的连续性和力学完整性，但忽视了软组织血供的关键性，以致 AO 逐渐向 BO 演变，从原来强调生物力学的观点，演变成以生物学为主的观点；BO 强调间接复位、生物学固定，不强求坚强固定；DO 最大限度地减少了骨折断端组织的损伤，利于邻近关节活动和提前负重活动，便于开放性骨折的治疗和护理，但支架结构复杂，连接易松动，针孔较易感染；而 CO 结合中、西医之长，强调"动静结合、筋骨并重、内外兼治、医患合作"的原则，主张弹性固定（微动固定），即"相对固定"。虽然 BO 的出发点是弥补 AO 的不足，但不管 BO 学者承认与否，其观点在客观上受到了 CO 原则的影响。

3. 传统夹板的缺陷　随着患者对治疗疾病的舒适度及疗效要求逐步提高，加之内固定、新型石膏和外固定支架的广泛应用，小夹板的缺陷相对变得更加明显——扎带松紧度难以恒定，导致固定力度难以控制，影响了固定效果；夹板和压垫容易移位，导致失去外固定所需的正确杠杆支撑，影响固定效果；过度挤压导致压疮与感染、神经损伤、肢体缺血坏死等副作用。同时，小夹板相关领域的研究也存在一些问题，如作用机理不明确、力学研究深度不够及缺乏规范化、夹板改良研究多局限于单一方面等，这些严重地限制了它进一步的发展。

4. 夹板的改良及发展方向

（1）改良现状：面对小夹板诸多不足，国内专家积极进行研究创新，相继创制了一些新型夹板，如硬纸壳板、塑料板、金属铝皮板、有机玻璃板、铅丝板、铰链夹板、塑形夹板、套选式夹板、弹力夹板、胶合夹板、瓦形夹板、高分子塑料等，都充分发挥了中医传统外固定的特色。

一些专家还根据固定部位的不同，研制了履带状小夹板、拱桥式小夹板、带加压盘夹板、防滑小夹板等；有的专家还将小夹板与其他治疗手段并用，例如夹板结合牵引、中药外治、电热、穿针内固定等，丰富了小夹板的临床运用。

（2）发展方向：在生物力学方面，应对其材料力学进行规范化，深入研究其夹板的弹性模量、应力遮挡值，寻找出最佳夹板材料，或者结合生物材料工程手段，合成高分子材料类弹性固定物；研究扎带的拉伸及蠕变性能，规范化扎带的最适拉力值，保持其特有的弹性伸缩性能；测试纸压垫的黏弹性及蠕变性能，规范纸压垫的固定位置。在细胞分子生物学方面，应该借助现代精密仪器、试剂盒，进行动物及人体实验，探索微观状态下的夹板固定机理。在计算机辅助实验方面，借助三维有限元模型，模拟动态夹板实验，检测其稳定性能及三维状态下的力学变化。在小夹板结构及类型方面，要对小夹板进行全新的改良，全面提升性能，真正实现无创伤治疗骨折，为临床提供更为有效、安全、简便、实用的新型小夹板，更好地促进中医药现代化的进程。

（四）夹板固定的优势与限度

1. 优势

（1）夹板与其他固定方式的比较

①夹板与石膏：夹板固定属于弹性固定，能够很好地体现动静结合的骨折治疗原则，对促进骨折的愈合有积极的效果。而石膏固定属于静态的坚强固定，可以提供一个稳定不变的固定环境，同时，塑形性能良好，尤其适于关节附近的固定。新型石膏的出现，在外观、重量、操作便利性方面有了很大的改善，使得选择石膏固定的病例日渐增多。但由于石膏无伸缩性，肢体早期肿胀加重和后期肿胀消退过程得不到及时调整，容易形成压疮或移位。石膏内也无法放置压垫，因而对骨折的应力点支撑不够，这也是容易导致骨折移位的原因之一。至少，在四肢长骨骨折的病例中，石膏夹、管型的固定效果不如夹板。躯干部位的石膏应用也随着护具材料的更新而逐渐少用。

②夹板与外固定支架：外固定支架固定时，存在影响肌腱的滑动、神经损伤、手（足）指（趾）僵硬、骨感染、骨不连等并发症，在临床运用中基本属于过渡性的固定方法，大部分终将实施开放复位内固定。而夹板固定属于闭合性固定技术的范畴，可应用于骨折复位后的全程固定。

③夹板与内固定：以桡骨远端骨折为例，桡骨远端解剖结构特殊，皮下组织菲薄，肌腱活动频繁，因此背侧钢板存在肌腱磨损、断裂以及

Lister结节破坏等并发症。对于骨圆针内固定，不能为早期的关节活动提供足够的稳定力，存在退针的可能。除此之外，若针尾留于皮外，在早期活动时会产生疼痛、感染等不适。在手术适应证上，主要是用于桡骨远端粉碎骨折（关节内骨折）、骨质疏松性骨折（需要植骨者）。手术用于普通桡骨远端骨折，与手法复位夹板固定相比，并无优势可言。

因此，手法复位夹板固定对于长骨干骨折（下肢骨折常需配合牵引，图4-2-1、图4-2-2）、稳定性较好的关节附近骨折，仍然是具有一定优势和特色的治疗方法，我们应当趋利避害、积极选用、继续坚守。

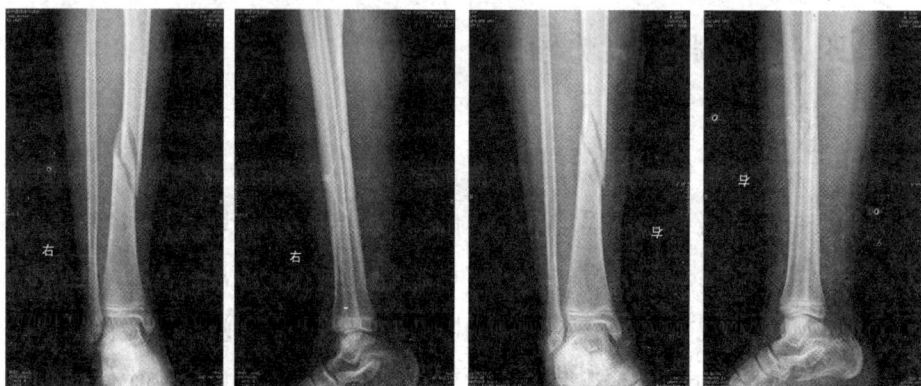

图4-2-1　胫骨螺旋骨折X线正侧位片　　图4-2-2　手法复位夹板固定加踝套牵引后照片

（2）案例：王某，男，11岁，右前臂摔伤后疼痛、畸形、活动受限1日，检查见右前臂中段轻度肿胀、凸起，掌指皮肤感觉正常，桡动脉搏动正常，手腕部活动轻度受限，舌淡红，苔薄白，脉弦。照片显示右前臂中段骨折，桡尺骨干向掌侧成角明显（图4-2-3）。手法复位成功后石膏夹外固定，但1周后照片发现骨折断端又向掌侧明显成角移位（图4-2-4），当天即在手术室进行了复位治疗，在全麻下去除石膏，再次实施手法复位：对向轻度牵拉前臂，医师双手拇指缓缓按压骨折端向后，其余手指向前提拉。即时用C型臂X线机透视，见骨折对位对线良好，成角纠正，改用四合一小夹板外固定（骨折处对向放置压垫3块），绑扎带3条。定期调整夹板位置及扎带松紧度，每3日摄片复查（图4-2-5）。口服中药桃红四物汤加味 7 剂，先后做患侧握拳活动锻炼及云手锻炼操，复位 1 周后出院，3 周后照片复查骨折位置良好，骨痂形成（图 4-2-6），遂去除夹板、锻炼关节活动，第 4 周达到临床愈合。

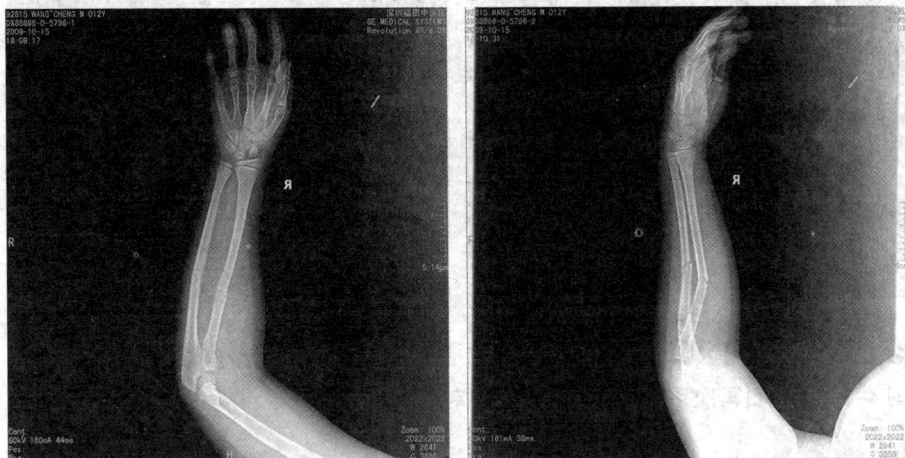

图 4-2-3　后前臂中段骨折正侧位 X 线照片，桡尺骨干向掌侧成角明显

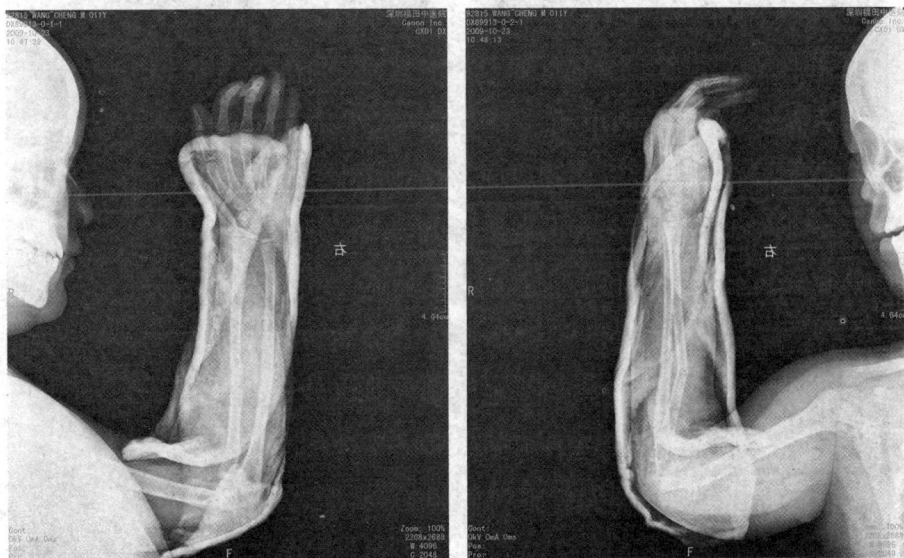

图 4-2-4　手法解剖复位石膏夹板固定后 1 周照片见桡尺骨掌侧成角移位

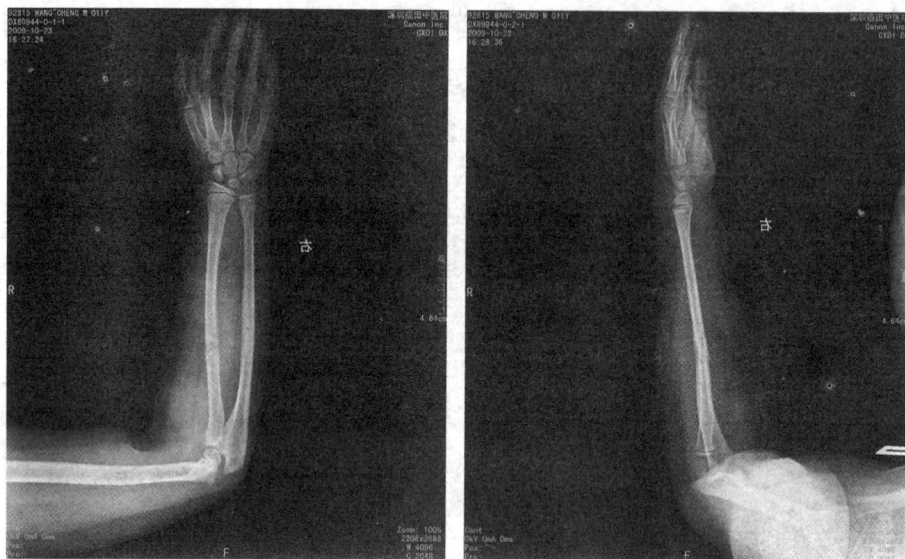

图 4-2-5　当日再次手法复位换为夹板固定后照片

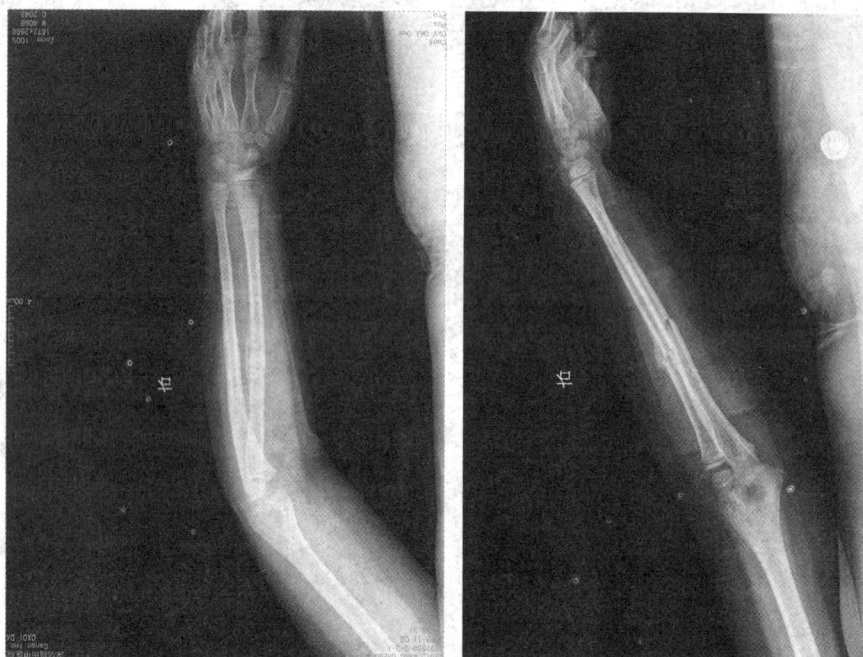

图 4-2-6　再次复位 3 周后照片复查

　　此病例骨折手法复位成功后予石膏夹固定，看似固定很稳固，但随之出现的移位否定了这种可能，因为，对于四肢骨干骨折，夹板和加压垫对于固定效果的维持具有重要的作用，效果一般会优于石膏夹板（更优于石膏管型、石膏托），因此，骨干骨折要尽可能使用夹板固定，方能取得更好的效果。关于夹板类型的选择，建议骨干骨折使用木质夹板，关节骨折使用铝条泡沫夹板。

2.限度 夹板固定骨折虽然有许多优势，但同任何治疗技术一样，也有它的适应证，夹板固定也是有限度的。其一，固定的目的是防止潜在的移位倾向，不能期望通过夹板固定纠正明显的移位；其二，在肢体肿胀明显时，不宜贸然使用夹板固定，而是应当积极预防并发症的产生，应将患肢放在托具上，待其消肿后再实施治疗；其三，对于关节内骨折、骨干及关节周围的不稳定性骨折，夹板固定的效果是非常有限的，要求准确预判，不可拘泥，应选择更加适宜的固定方法。夹板固定之后，肢体远端血运情况的观察和扎带松紧度的及时调整是非常重要的环节，不可忽视，一定要向患者交代清楚，落实措施。

如果我们能够像改良石膏材料那样投入，夹板的改良成效一定会同样地显著，夹板使用的限度会缩小，适应度会增加，相信很快会有这一天。

（五）夹板改良实践与经验

1.市场产品调研

（1）目的和方法：为了获取市售小夹板材料的产品性状的一手资料，研究团队对常用的桡骨远端骨折小夹板的两种常用类型产品进行了规范的测试调查。即时、随机向我国小夹板主产区河北东南部的4个专业厂家采购了木制小夹板和可塑型夹板各100副，用随机抽样法将四家生产的桡骨远端木制夹板及可塑型夹板分组，共8组，各组随机抽取30副。对比分析各组夹板长度、宽度、厚度，木质夹板表面粗糙度、力学性能（最大加载力度、强度极限）。此项检测主要使用的仪器有游标卡尺（北京首丰联合测量设备有限公司，200mm×0.02mm、500mm×0.02mm）、表面粗糙度比较样块（潍坊华光量具有限公司）、力学测试仪（CTS-10，深圳市中开仪器有限公司）、测试用夹具（三点弯曲夹具YS-150，压头半径：r=15，支点跨距：100mm）。

（2）结果和结论：四家生产的木制夹板的掌、背、尺、桡侧板的长、宽、厚度及表面粗糙度对比均有显著性差异（$P < 0.01$），最大加载值、强度值对比有统计学意义（$P < 0.05$）；各类可塑夹板掌、背、尺、桡侧板的长、宽对比差别有统计学意义（$P < 0.01$），厚度对比的差别也有统计学意义（$P < 0.05$）。可塑夹板的总体尺度要比木制夹板大，因为可塑夹板在临床使用前有一定的加工余量，因此未将两类夹板规格进行对比。

所取样的各家小夹板产品规格不一、力学性能差别较大，提示小夹板产品的标准建立刻不容缓。

（3）调研的启示：以上结果表明，市售木制小夹板产品规格性能没有统一标准，可塑夹板比木制夹板相对要规范一点，但其不具有良好的弹性固定和透气特性，物理性能也不理想。表面粗糙度能够影响材料的力学性能，其对应力集中非常敏感，从而影响材料的疲劳强度。

小夹板之所以具有良好的固定效果，跟它所具有的黏弹性息息相关，它可以伴随肢体肿胀增减情况而发生延缓的弹性恢复作用，从而也降低了骨折断端再错位的概率。在比较中发现，不同厂家的夹板力学特性存在差别，如此重要的物理性能得不到应有的保障，是令人十分担忧的问题。

作为医疗行业广泛用来固定骨折的小夹板也应该伴随时代潮流，制定出规格标准来统一发展小夹板事业。若能对其材质、产品规格、力学属性等方面做出标准化的要求，生产出标准件，那么夹板外固定的特性肯定能得到更充分的展示，固定质量才可能得到保障。

2. 夹板规格标准化的人体参数检测　以上市场调查中发现的夹板规格很不标准，应该是行业未确定标准化参数所致。研究团队从桡骨远端骨折夹板入手，通过人体参数的检测，制定了一套产品规格。

（1）参数测算

①基线情况：从 2010 年 1 月至 2011 年 1 月，在深圳市福田区中医院体检科体检者，根据年龄 18 岁或以上、随机、自愿的原则，共纳入699 例。其中，男性 351 例（年龄 45.36±14.64 岁），女性 348 例（年龄

46.75±14.43 岁），总样本平均年龄 46.04±14.53 岁、体重 63.82±15.31kg、身高 168.5±15.32cm，男女性别构成比分别为 50.2%、49.8%，男女年龄差别经非参数检验比较无统计学意义（$P > 0.05$）。

②测量方法：用软皮卷尺（虞城中衡工量具有限公司，精确到 1mm）测量符合纳入标准的健康成年人屈肘 90°位左、右前臂的中上 1/3 段交界处周径和经腕关节桡骨茎突横截面的周径。同时测量从前臂掌侧面中上 1/3 段交界处到腕关节远横纹的长度，取左、右肢的平均值作为记录值。

③计算方法

a. 三等分均值计算方法：找出前臂腕关节周径测量值中的最小值、最大值，从最小值到最大值之间平均取出三等分值，然后统计出这三等分值之间每段周径值的平均值，按平均值大小顺序排列为小、中、大三值。中上 1/3 段交界处周径和长度三等分值之间每段周径值的平均值算法与腕关节周径算法相同。

b. 宽度标准的计算方法：课题组通过利用对前期阶段市售夹板规格的综合抽样分析和健康成人前臂周径及长度均值调查结果，取前臂腕关节周径和中上 1/3 交界处周径均值的 4/5 宽度作为夹板上、下两端总体宽度的均值，参考小夹板间距 1.5cm 间隙，按照前臂周径是纵轴大于横轴的不规则椭圆形原理，定格桡、尺板宽度之和相当于掌、背侧板宽的 1/2，厚度均取 4mm（通过对市售夹板规格的抽样调查得出），为了更好地保持肢体复位固定后的效果，背侧板应比掌侧板长，桡侧板应比尺侧板长。小夹板按照前臂周径、长度的三等分集中分布而定格大、中、小三种型号夹板。

④结果和结论：将测得的周径、长度三等分，各等分取均值，得出夹板大、中、小号的长度、周径数值。再根据夹板间隙的设定和下端桡侧、背侧夹板的加长需要，制定了桡骨远端骨折（伸直型）夹板的标准尺寸（表 4-2-1）。

表 4-2-1　桡骨远端小夹板规格标准参数

规格	侧别	长度（mm）	宽度（mm）	
			上端	下端
小号	背侧板	158	51	38
	掌侧板	148	51	40
	桡侧板	158	23	20
	尺侧板	148	23	21
中号	背侧板	193	58	42
	掌侧板	178	58	45
	桡侧板	193	28	22
	尺侧板	178	28	23
大号	背侧板	234	70	47
	掌侧板	214	70	50
	桡侧板	234	35	23
	尺侧板	214	35	25

　　如果用此夹板固定桡骨远端屈曲型骨折，掌、背侧及桡、尺侧夹板数据相互调换即可；如果固定 Baton 骨折时，取背、桡侧长度与掌、尺侧夹板相等。遵循中华人民共和国国家标准 GB-12472 木制件表面粗糙度标准，按加工类型不同，木制夹板表面粗糙度 Ra 值应达到 3.2 ～ 6.3。夹板厚度为 4mm。

　　通过对健康成人的前臂周径、长度进行调查，确立的桡骨远端骨折小夹板规格标准有利于规范小夹板产业化，方便临床应用和提高夹板固定疗效，最终有利于小夹板在临床的进一步推广应用。

　　（3）经验与体会

　　①借鉴：为了最大限度地保证夹板的力学性能和夹板与肢体的贴合和稳定，一些专家对小夹板的宽度进行了研究，按照夹板总宽度与肢体周径的比例计算，推荐范围在 3/5 ～ 5/6；按照相邻夹板间隙宽度计算，推荐为 1.5 ～ 2cm 或一指宽。还有专家建议夹板的厚度以 0.3 ～ 0.6cm 为宜。

本标准就是根据团队的经验，参考这些专家的推荐算法而制定的。夹板过宽时导致扎带固定不稳，过窄时皮肤出现扎带勒痕甚至导致皮肤张力性水泡。在夹板长度的确定方面，大多数学者倾向于超过前臂长度的一半以上，这样可能更有利于保持肢体稳定，消除旋前方肌、肱桡肌对骨折断端的不利活动，因此，团队选择了夹板的长度为前臂的 2/3。

②几个数据的选择考虑：夹板厚度定确定为 4mm，是参考当前产品的现状而定，在夹板力学参数确定之后，此数值才有充足的依据最后确认。今后的发展应该是小于 4mm 的厚度，但也不宜太薄，太薄时易增加安全材料的隐患（例如折断），也容易导致夹板间隙因扎带压迫软组织导致水肿。

③夹板两端的塑形：在临床中发现，对夹板两端进行简单的塑形更有利于减少压疮的发生，但要避免自行弯曲塑形形状而导致木质纤维断裂而破坏力学特性，或者影响光滑度而划伤软组织。应该依托生产工艺，在生产环节解决这一问题。

这一研究只是针对夹板的规格尺寸，针对桡骨远端骨折的单一夹板品种，而对全身其他部位的夹板规格、夹板的力学性能等尚未包括在内，有待更加广泛、深入地研究探讨。

3. 扎带改良实践经验

（1）不同缚扎方法对肢体血运的影响

①目的：小夹板固定材料包括夹板、压垫、扎带。其中，夹板扎带的缚扎方法又有多种，哪种缚扎方法的效果好，这些缚扎方法对肢体远端血运的影响怎样，为了解开这些疑问，研究团队对其进行了系统的前瞻性临床观察研究。

②资料：2007 年 2 月至 2009 年 1 月，在本院骨伤科门诊收治的桡骨远端闭合骨折患者中筛选了 90 例自愿患者，骨折复位后随机分成扎带固定组（A 组）、续缯包扎组（B 组）、双层包扎组（C 组），每组各 30 例，分别进行四合一夹板固定。三组患者的性别、年龄、病程、治疗前疼痛、肿胀、患肢端血运、感觉的两两比较，差别不具统计学差异（$P > 0.05$）。

③缚扎方法：放置压垫的位置，各组相同。扎带固定组在央板的中间、远端、近端固定3根扎带（中号绷带旋绕而成），活结扎在背侧或外侧板上，扎带的松紧度以能用手指捏住在夹板上下移动1cm为度；续增包扎组先从患肢远端开始向近端包扎绷带1～2层，放置固定垫后，先放置掌、背侧夹板，在外缠绕几圈绷带后再放置桡尺侧夹板，再在夹板外绷带缠绕；双层包扎组在前臂缠绕绷带后放置压垫、夹板，在夹板上用绷带缠绕。3组患者均使用前臂吊带固定前臂于胸前，卧位时抬高患肢高于心脏水平，指导功能锻炼。于第1日，第3日、第7日进行各项指标观察。

④观察指标

a.采用肖军章的口述疼痛分级评分法：轻微的疼痛1分；引起不适感的疼痛2分；具有窘迫感的疼痛3分；严重的疼痛4分；剧烈的疼痛5分。

b.肿胀评分法：固定前、后观察患肢（手掌）的肿胀程度（与健侧周径的差值，cm）。

c.甲床毛细血管充盈试验：用手指轻压患指甲床使甲床苍白，然后松开手指，记录甲床血运恢复的时间（秒），记录与健侧比较的差值。

d.血管多普勒观察：应用由广州龙之杰科技有限公司DT-2100多普勒血流探测仪检测未固定前和3组患肢示指桡侧动脉（掌指关节处）血流情况。观察内容包括多普勒信号是否减弱或消失或振幅是否减小及其改善情况和最大血流速（PK）及血流速平均值（MN）。

⑤结果结论：进行组内比较，经过治疗，第3日、第7日三组患者疼痛评分、肿胀评分明显好转，患肢血运也得到明显改善。经秩和检验，疼痛、肿胀以及甲床毛细血管充盈试验的改善，B组与A、C组差异均有统计学意义（$P < 0.05$）。血管多普勒观察结果也显示，两次的检测中，以B组的信号最强。

由上面结果可以得出，三种包扎方法均能改善患者疼痛、肿胀、循环障碍等临床表现，其中续缯包扎法改善症状和体征、保持远端血运的效果最为突出，值得广泛应用。

⑥体会：小夹板固定的常见并发症是所固定肢体及远端的肿胀、疼痛、血运障碍等。虽然经以上的系统观察，证实续增包扎法固定夹板的副作用最小、安全性最大，但三种方法各有优劣。扎带法暴露充分，可随时观察患肢的皮肤颜色、肿胀、血运、感觉情况，但扎带下的压力过大，容易形成压疮，扎带也需要频繁调整，夹板容易移动；其他两种包扎法的压力是通过所缠绕绷带均匀分散于患肢，血运受阻程度轻，夹板不易松动，不需频繁调整扎带，其中，续增缠绕使夹板的稳定性更强、效果更好，但全覆盖式的缠绕方式遮挡住了4块夹板间隙中的观察窗，不便及时发现体表的变化。

此观察未能将骨折移位、愈合、功能恢复情况纳入其中，显得有些遗憾，有待继续开展观察。

在临床使用时，显然要根据医生的个人体会，选择自己最为熟悉和熟练的缚扎方法。怎样集以上各种缚扎方法的优势于一身，研制出更加完善的缚扎方法和器具，是更加令人期待的工作。

（2）恒力扎带的研制

①目的：扎带是夹板固定力学体系中的重要一环，夹板扎带的作用是给予夹板所需的约束力，但骨折肢体的肿胀程度是随时变化的（一般是先肿胀，然后逐渐消肿），现用的扎带或是用棉绳，或是用绷带，缺乏弹性，因此要经常调整扎带松紧度。这样，给患者带来不便，也给患者带来不安，唯恐没有及时调整导致固定失效或者造成并发症。因此，笔者根据小夹板固定的原理，结合自己的经验，改良了扎带材料、结构和缚扎方法，研制出了具有弹性并且拉力恒定的新型夹板扎带。

②结构：新型夹板由扎带、控制盒两部分构成。扎带采用扁形织带，织带穿入弧面日字钩中（拉扯扎带尾端可以调节、固定扎带松紧度）。扎带的一端延伸到塑料控制盒中，另一端通过钩扣连接控制盒形成环形结构。控制盒内部由恒力弹簧、二极管、蜂鸣器、指示灯、纽扣电池、激发点、电线等组成；控制盒黏贴固定在背侧夹板上。

③原理：当扎带处于异常拉力负载（过大或过小）时，控制盒扎带上

的激发点分别触碰两端的开关触点，此时有声、光、色三种方式报警。显示窗红色表示过载、黄色表示欠载、绿色表示正常。为了使扎带的拉力恒定并且不会过于频繁地调整控制，在扎带的闭环中串联了恒力拉簧（拉簧的拉力为 0.6kg，切线位拉力 0.95±0.53kg）。在一般情况下（扎带松紧范围＜4cm 时），恒力拉簧可以随肢体肿胀的消长而自动调节长度，并保证扎带拉力处于正常范围。

④操作：预先牵拉扎带，检查报警显示正常，将控制盒（用双面胶）黏贴在背侧夹板上；放置好压垫、夹板后，牵拉扎带尾端绕四块夹板一圈，并将日字扣钩挂在控制盒上；牵拉扎带尾端，直至窗中显示绿色；剪断过长扎带。缚扎一根扎带的时间约 5 秒。遇到报警显示扎带过松时（黄色窗），牵拉扎带外端收紧到绿色窗；当过紧报警时（红色窗），用手指抬起弧形"日"字扣，放松扎带到绿色窗。

⑤抗松动实验：为了检验恒力扎带缚扎后的扎带与夹板、夹板与肢体间的位移情况，工作团队进行了抗松动实验。将 20 名男性志愿者随机分为两组，A 组为实验组，用恒力扎带 3 根固定 4 块前臂夹板；B 组为对照组，用传统扎带 3 根固定夹板。做好扎带位置标记，测量夹板间隙宽度。手握握力计（握力 3kg），每 2 秒握一次，连续 10 分钟。测量扎带偏离原位均值以及夹板间隙改变的最大值。结果显示，改良组扎带偏移距离、夹板聚拢距离均优于对照组，均为 $P < 0.01$，两组比较有统计学意义。

⑥结论：以上结果表明，恒力扎带缚扎小夹板，具有拉力恒定、稳定性好、安装快捷、自动报警、调节简便的特点。既方便医生操作，又能够让患者自行监护；既保证了缚扎质量，又能避免过载损伤。其与传统缚扎材料和方法相比具有很大优势，是一款值得推广应用的新型夹板专用扎带。

（3）新型夹板扎带的应用

①系统观察

a.临床一般资料：从 2011 年 1 月至 2011 年 6 月在深圳市中医院住院和门诊的桡骨远端闭合性伸直型骨折患者中纳入病例共 66 例，脱落 5 例。

男 30 例，女 31 例；年龄 18—60 岁，平均 44.16±14.78 岁；右侧 37 例，左侧 24 例。

手法复位后，随机分为改良夹板组（治疗组）和传统夹板组（对照组），治疗组 31 例，对照组 30 例。两组的年龄、性别、受伤时间和骨折类型经统计学处理无统计学意义（$P > 0.05$），具有可比性。

b. 材料与方法：传统桡骨远端骨折所用柳木小夹板由衡水天健医疗器械有限公司生产；自制改良柳木小夹板固定系统（主要由自制的恒力控制盒、扎带、夹板等组成）。

治疗组行常规牵抖手法整复桡骨远端骨折。自粘压垫放在骨折线远端的桡、背侧及近端的掌、尺侧。背侧夹板和桡侧夹板超过腕关节 1～1.5cm，掌侧和尺侧夹板不超腕关节。行改良小夹板外固定，调节好恒力控制盒中扎带位置，捆绑 3 处。

对照组骨折整复手法与治疗组相同，普通纱布压垫放置位置同治疗组，中号绷带扎带捆扎 3 处，扎带松紧度以捏住扎带能在夹板背面上下移动 1cm 为度。

c. 观察指标及评价标准：用视觉模拟评分法（VAS）评估休息痛；采用王志义的 4 级评分法评定夹板固定远端肢体的肿胀程度；按照《中医病证诊断疗效标准·桡骨远端骨折》标准评定疗效；调整次数指复位后 15 日内，患者复位固定后因骨折端不适或夹板固定松脱、太紧等原因来医院复查，调整夹板的次数。

观察时相：分别于治疗前及治疗后第 1、3、7、30 日进行疼痛、肿胀评分；在治疗后第 45 日行疗效评估。

d. 结果：治疗后第 45 日，治疗组共治愈 28 例，好转 2 例，无效 1 例，有效率 96.8%；对照组为治愈 27 例，好转 1 例，无效 2 例，有效率 93.3%。两组疗效经秩和检验，差别无统计学意义（$P > 0.05$）。

治疗组在治疗中 VAS 评分指数低于对照组，在第 3 日疼痛即有明显缓解，而对照组为第 3 日至第 7 日时段才有明显疼痛缓解，治疗组在 3 日、7 日两个时相的降幅比对照组要大，差别有统计学意义（$P < 0.05$）；

肿胀评分，治疗组肿胀级别在第 3 日至第 7 日时段改善明显，与对照组间降幅有统计学意义（$P < 0.01$），对照组第 7 日至第 30 日时段变化显著，评分降幅在治疗前后及组间比较有统计学意义（$P < 0.05$）。

治疗组与对照组在复位固定后 15 日内来院调整次数分别为 1.58 ± 0.78、3.03 ± 0.81，两组比较有显著性统计学意义（$P < 0.01$）。

e.结论与体会：以上结果表明，改良柳木小夹板外固定桡骨下端骨折具有固定效果可靠、消肿止痛快、复诊次数少等优点，值得临床推广使用。

柳木小夹板是使用最多的一类小夹板，本研究对传统柳木小夹板系统进行了改良，并将改良的重心放在了扎带的改造上，借助扎带控制盒中恒力牵拉装置的功能，使扎带可以随着肢体肿胀、消肿而自动放松、拉紧，还能实现拉力过载报警（双向显示），因为这套主要装置的使用，显著减轻了患者肢体肿胀和疼痛，避免了患者来医院调整夹板的次数，即便需要调节松紧度，也极为方便和易于控制。更为重要的是，极大地解除了患者担心扎带松紧不当而导致并发症的恐惧。本研究使得传统的柳木小夹板系统得到了全面的、本质的提升。

本研究中，两组患者的骨折愈合情况无明显差别，表明本研究对柳木小夹板的改良未能涉及有利于骨折的力学性能改变，而主要是使新产品能够适应肢体肿胀的消长、减轻疼痛和减少扎带调整频率，即主要是在"避短"方面进行一些改良。如何能够进一步"扬长"，即促进骨折的愈合，不在本研究内容之中。

在改良小夹板的使用中，还是存在一些问题。恒力控制盒体积相对较大，影响了夹板固定的整体美观；控制盒中金属部件较多，对 X 线片的骨折处形成部分遮挡；这些问题还需开展进一步研究。

②案例：石某，男，62 岁，因摔倒后左腕疼痛、畸形、活动受限 2 小时来诊。查体，左腕肿胀、餐叉样畸形，有压痛及叩痛，腕关节活动重度受限，左手指皮肤感觉及温度正常，舌淡红，苔薄白，脉弦紧。X 线照片显示左桡骨远端骨折，远端向背侧移位，有嵌插，尺骨茎突骨折（图

4-2-7）。即行血肿内麻醉手法复位：2 人对抗牵引，整复者行端提手法，拇指在骨折远端背侧向掌侧按压，屈腕，C 形臂 X 线透视显示骨折对位良好。在骨折端的远、背侧及近、掌侧放置两块压垫，用自行研制的新型小夹板及恒力扎带 3 根外固定（图 4-2-8），交代夹板固定的注意事项。立即开始握拳锻炼，前 2 周 X 线照片复查 2 次（图 4-2-9）。2 周内服用桃红四物汤加味，之后口服仙灵骨葆胶囊 1 个月。固定 1 个月后照片骨折位置良好，1 个半月照片见骨痂明显形成，去除外固定，开始逐步活动腕关节，伤后 2 个月腕关节无畸形，活动完全恢复正常。小夹板外固定期间无压疮、肢体远端缺血情况发生。

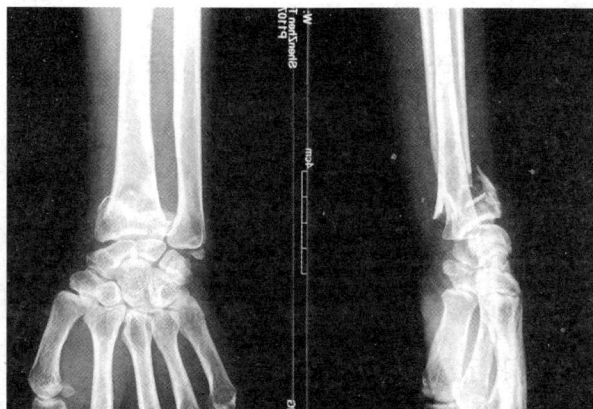

图 4-2-7　桡骨远端骨折正侧位 X 线照片

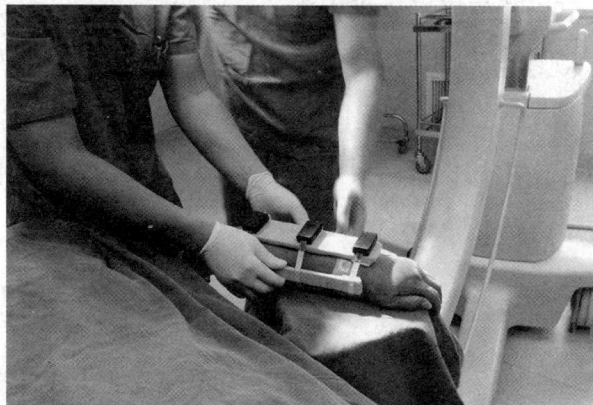

图 4-2-8　手法复位小夹板及恒力扎带固定

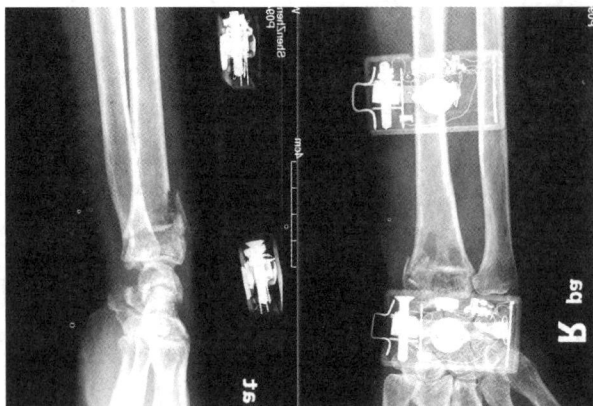

图 4-2-9　骨折复位夹板固定后 2 周照片

二、肩肘带固定治疗肩关节松弛症

肩部外伤后导致的外伤性肩关节松弛症临床较为多见，在外固定方法上经常较为随意，为了寻找和评价对该病更为有效的固定方法，我们开展了外伤性肩关节松弛症非手术治疗的前瞻性临床研究。

（一）临床资料与分组

收集 2002 年 1 月至 2006 年 12 月在深圳市福田区中医院治疗的 80 例外伤性肩关节松弛症患者，根据就诊时间先后随机分为观察组与对照组（各 40 例，观察组失访 2 例，对照组失访 3 例）。两组患者的性别、年龄、原发病种、病程、肩峰 – 肱骨头间距（AHI）、住院与门诊患者比例、原发病手术与非手术比例经统计学处理，差异均无统计学意义（P 均 > 0.05）。

（二）诊断标准

参考《中国康复医学诊疗规范·肩关节半脱位》诊断标准制定。有上肢外伤史；患肩除有原发病的表现外，后期出现肩关节不适、活动乏力、盂肱运动节律异常、肩周肌肉萎缩、肩峰下凹陷、上肢增长；立位肩关节正位 X 线片 AHI ≥ 15mm 或比健侧长 8mm 以上，可有原发病征象。

（三）观测指标及疗效评定方法

治疗后测量两组的 AHI 值，比较其治疗后差异；进行疗效评定，比较两组的治疗效果。疗效评定参考国家中医药管理局《中医病证诊断疗效标准·肩关节脱位》制定。

治愈：肩部症状、体征消失，肩关节功能受限 ≤ 10%，AHI ≤ 10mm。

好转：肩部症状、体征好转，肩关节功能受限 11% ~ 40%，AHI11 ~ 14mm。

未愈：肩部症状、体征无改善，肩关节功能受限 ≥ 41%，AHI ≥ 15mm。

（四）治疗方法

1. 练功 只要原发伤病情允许，尽早开始锻炼（包括主动收缩肩部肌肉、被动活动肩关节，每次 15 分钟，每日 ≥ 4 次）。

2. 外固定 两组所用固定带均由河北省安平县新政骨科器材厂提供，固定时间均为 8 周。

（1）观察组：肩肘弹力固定带固定，上端固定在肩峰内侧锁骨中段，下端固定在尺骨上段背侧，松紧度调节到上臂稍上抬，但固定带对肢体的压迫以能够承受为度，最后扣好横连带。

（2）对照组：肩肘吊带固定，固定带悬挂于颈后，下端托起前臂，其余方法同观察组。

3. 其他

（1）中药益气健脾：用健脾养胃汤加减（党参 10g，白术 10g，黄芪 30g，当归 10g，陈皮 5g，茴香 5g，茯苓 10g，泽泻 10g，桑枝 10g），每剂水煎，分 2 次温服。

（2）中药熏蒸治疗：用吉林产兴达牌 DXZ-1 型电脑中药熏蒸治疗机熏蒸患肩，用协定处方通痹液：桃仁 20g，红花 10g，丹参 20g，乳香 10g，伸筋草 30g，桂枝 15g，防己 20g，黄芪 20g，川芎 20g，干姜 10g，

温度 40～42℃，每次 30 分钟，

（3）按摩：点压肩髃、肩井、肩贞、肩前穴和阿是穴，并揉、按、拿肩周软组织，尤需拿、揉三角肌，手法有力、柔和、深透，每次 20 分钟。

（4）针灸：取穴肩髃、肩前、肩贞、肩井、天宗、天髎、曲池及阿是等穴，用 30 号 1.5 寸针灸针针刺，以有酸、麻、胀感为佳，选取肩髃、肩前、肩贞穴接入电针仪（G6805-1），采用断续波（频率为 20 次/分），每次留针 20 分钟，治疗强度以患者最大耐受量为限。

中药、按摩、针灸每日 1 次（剂），10 日为 1 个疗程，共 3 个疗程，每疗程间隔 7 日。以上两组的治疗，仅外固定方法不同，其余治疗方法相同。

（五）治疗结果

治疗第 8 周末评定疗效，随访时间 8～28 周，平均 16 周。观察组治愈 29 例（76.3%），好转 7 例（18.4%），未愈 2 例（5.3%）；对照组治愈 15 例（40.5%），好转 15 例（40.5%），未愈 7 例（19.0%）。经 Ridit 分析，观察组疗效优于对照组，两组差异有统计学意义（$P < 0.01$）。

治疗后观察组 AHI 平均 11.9±5.1mm，对照组平均 14.2±5.4mm，两组差异有统计学意义（$P < 0.01$）。本组未发现因治疗对原发伤产生不良影响者。

（六）结论与体会

1. 肩关节松弛症的定义 肩关节松弛症是指肩关节的支持结构（包括肌肉、韧带、关节囊）松弛，关节活动范围异常增大的关节不稳定症状。外伤性肩关节松弛症的病因主要是损伤（外伤性和医源性）、失用（局部外固定、未行有效的锻炼）、上肢重力等致肩袖萎缩松弛、肩关节失去稳定和动力的继发性病变。

2. 影像学诊断标准的制定 目前尚无国人大样本的 AHI 正常值和肩关节松弛症的诊断指标，《中国康复医学诊疗规范·肩关节半脱位》将诊断标准定为 AHI 大于 14mm 或比健侧长 10mm。我们测量 54 例正常成人肩关节正位 X 线片，AHI 值为 7.10±1.85mm。因此，将肩关节松弛症诊断标准定为大于正常值的 1 倍（即 ≥15mm 或比健侧长 8mm 以上）较为合理。

3. 鉴别诊断要点　肩关节松弛症应与肩关节半脱位（包括复发性肩关节半脱位）、肩袖断裂等伤相鉴别，尤其需与肩关节半脱位相区别。本组病例的放射报告除 3 例外，均为"肩关节半脱位"，临床医师也多沿用此报告作为临床诊断。其他报道中有的还对其进行了手法复位，说明对本病认识非常模糊。外伤性肩关节半脱位和肩关节松弛症均属肩关节不稳定。但是，肩关节半脱位主要是指盂肱间（第 1 肩关节）的水平方向移位，为急性损伤，症状明显，主、被动活动受限，治疗以复位为主；而肩关节松弛症则症状轻，活动幅度加大，主动活动无力，如将患肢被动上顶，肩关节间隙即恢复正常，属继发性的慢性伤病，影像学特点是 AHI 增大（当 AHI 过大时，也会出现盂肱间的移位，但为垂直方向的移位，可随 AHI 的恢复而恢复）。

4. 病因与治疗原则　本组病例的临床观察结果表明，本病系肩关节创伤后的继发病变，发病与原发伤病外固定时间及局部肌肉锻炼不足有关。治疗中要坚决贯彻"动静结合、筋骨并重、内外兼治、医患合作"的原则，与患者充分沟通，使患者能够配合有效、足时的外固定和功能锻炼，尽量避免本病的发生。

5. 关键治疗措施　发生肩关节松弛症后，一般不需复位（应坚决杜绝牵引复位），以肩肘弹力固定带固定并积极进行肩周肌肉的收缩锻炼为主。以上两组病例的治疗，区别仅在外固定方法，而疗效的差别较大，说明肩肘弹力固定带在治疗本病中起着主要作用，加上肩周肌肉锻炼等，形成了治疗外伤性肩关节松弛症安全、有效的方法（疗效优于肩肘吊带固定）。

6. 两种固定材料的比较　两种固定带相比较，弹性固定除了能够有效缩小肩关节间隙之外，近端固定部位区别较大也是原因之一，肩肘弹力固定带比普通肩肘吊带能够更好地巩固练功效果，而不正确的固定则将削弱练功效果。

另外，根据以往经验，肩肘弹力固定带固定对麻痹性肩关节松弛症（中风偏瘫所致）效果不佳。

三、胸腰椎骨折支具固定

对于单纯胸腰椎压缩性骨折，我们主张早期采取积极的非手术治疗，在手法整复椎体骨折后尽早行支具固定，配合腰背肌功能锻炼、中药外治等系列治疗。其中支具固定是保障疗效的重要一环，最受推崇的支具类型是牵引型和背伸型支具，为了筛选最佳的腰椎固定支具，研究团队对这两型支具进行了前瞻性的疗效比较研究。

（一）临床资料与纳入标准

从 2016 年 1 月至 2016 年 11 月在深圳市中医院骨伤科胸腰椎压缩性骨折住院的非手术治疗患者中筛选出 50 例。

纳入标准：受伤时间在 2 周以内；胸 11 ～腰 2 椎体的压缩性骨折；≤ 2 个椎体骨折；椎体压缩程度 ≤ 50%；经 CT 或 MRI 检查脊柱中柱及后柱无损伤，椎管后壁完整；无椎体附件骨折及椎体脱位；无神经症状及脊髓损伤表现；排除病理性骨折。

（二）设备材料

椎体高度检测设备为好乐杰 discovery 双能 X 线骨密度仪；腰椎牵引固定材料为西安惠诚医疗器械有限公司生产的腰椎便携式腰椎牵引器；腰椎过伸固定材料为河北锦庆医疗器械贸易有限公司生产的框架式胸腰椎骨折过伸固定支具。

（三）评价标准

疼痛视觉模拟评分法（VAS）；椎体前缘高度丢失率（采用黎江芽胸腰椎骨折 X 线疗效评价体系)；《中医病证诊断疗效标准·胸、腰椎骨折》。

（四）研究方法

入院后应用双能 X 线骨密度仪测量患者椎体高度，待大便排出后评价 VAS，受伤 3 日内行骨折体外整复，服用双氯芬酸钠缓释片 75mg，穿上稍厚、柔软的衣服，平卧于本人自行研制的胸腰椎骨折复位床上，升高复位床托至 5 ～ 6cm，维持该高度，每隔 2 小时患者可改为侧卧位半小时，后继续改为仰卧位。复位完成后即开始行功能锻炼，初始卧床时嘱咐患者行五点支撑过伸锻炼法，每组做 10 个动作，每日可做 10 组，1 日内骨密度仪复查患者椎体高度。复位 3 日后，随机分为牵引固定组、背伸固定组，各 25 例，两组分别穿戴胸腰椎牵引式支具及背伸式支具并下床活动，每日佩戴时间根据复位后的周数而定，1 周内每日佩戴支具下床 1 小时，2 周内 2 小时，以此类推，每次下床时间根据疼痛情况进行调整。

（五）观察结果

1. 一般资料 牵引式支具组脱落 3 名，背伸式支具组脱落 4 名，两组的年龄、性别、病程、受伤节段分布、VAS、椎体高度丢失率，经统计学分析后，均无明显的组间差异（$P > 0.05$）。

2.VAS 评分比较 复位前后两组内比较，差别均无统计学意义（$P > 0.05$）。当治疗 2、4、6 周后进行两组间比较，牵引组评分均低于背伸固定组，差别均有统计学意义（$P < 0.05$）。

3. 治疗前后椎体高度丢失率 治疗 2、4、6 周后，牵引式支具组的椎体高度丢失率均低于背伸组，差别有统计学意义（$P < 0.05$）。

4. 两组患者治疗后疗效评价 牵引式支具组经治疗后，疗效显著、有效、无效者分别为 15 例、4 例、3 例；背伸式支具组治疗后，疗效显著者 11 例，有效者 7 例，无效者 3 例。其总体有效率差异无统计学意义（$P > 0.05$），而显效率差异有统计学意义（$P < 0.05$）。

5. 安全性 两组患者在观察期间内都未出现褥疮、泌尿系感染等并发症。

（六）结论与体会

1. 结论 以上临床观察的结果表明，胸腰椎压缩性骨折复位后，佩戴牵引式支具及背伸式支具对稳定性胸腰椎压缩性骨折都有治疗作用，其中，佩戴牵引型支具较过伸型支具固定后缓解疼痛、控制椎体前缘高度丢失、临床疗效均优，提示牵引型固定支具是较为值得应用和推广的支具类型。本研究还表明，只要佩戴有效的护具，可以使胸腰椎压缩性骨折体外整复后的患者能够早期开始下床活动，并最大限度地避免长时间卧床带来的副作用，能够满足更多患者的尽早下床的需求。

2. 理论依据 1978 年，顾云伍等学者利用猴子制作成脊柱压缩性骨折的模型，从而验证了只要当椎间盘或前后纵韧带保持完整性，压缩性骨折在使用过伸复位方法时，基本上都能达到解剖复位，并且稳定性较好。1983 年，Denis 突破性地把脊柱纵行分为三个柱状结构，认为当压缩暴力仅侵犯前柱时，椎体是稳定的，而一旦发生了脊柱骨折 – 脱位或者爆裂型骨折，则不再稳定。基于此理论，我国专家研制了许多不同的过伸式腰椎固定器。

古今中外的医家所采用的复位、固定、锻炼方法都主要是通过主动或者是被动的腰椎过伸，以完好的脊柱后柱作为支点，使前纵韧带拉伸，从而达到恢复椎体前缘高度的目的。

3. 两种固定器的比较 本次研究采用的牵引式外固定支具有几个优点。

第一，一般的便捷式牵引器只有保持过伸位的作用，不能解决由受伤椎体以上的部位在重力影响下对伤椎造成持续的垂直压力。牵引式外固定支具有一个液压牵引系统，原理类似于千斤顶原理，牵引力达 80kg，可以对胸腰椎产生一个持续的牵引力量，以对抗重力对伤椎造成的持续压缩。

第二，该外固定支具有一个压力指示系统，可实时查看所给的牵引力的强度，并可对牵引力进行调整。

第三，当穿戴牵引器后，持续的牵引力可使椎间间隙增大，使前纵韧带呈缓慢持续紧张的拉伸状态。

第四，该外固定支具由束腰带、束胸带、上下拖垫、束带扣组成保护系统，高强度的束腰带、束胸带牢固地固定脊柱，可防止脊柱旋转移位。

而背伸式外固定支具的特点是：结构较为简单，主要依靠压板顶压胸骨、耻骨联合、腰椎后方，符合三点式挤压的复位原理，可有效地稳定胸腰椎受伤节段，还能通过持续的过伸力量使前纵韧带受到拉伸，进而使压缩的椎体得到回复，并且该压片可以随躯干在屈曲和伸展方向做轻微的移动，能有效地限制胸腰椎椎体的屈曲、拉伸、侧屈和旋转。

4.疗效分析　过伸体位的固定方法受到较多专家的肯定，而牵引固定一般认为是脊柱失稳病例才有需要。本研究的结果显示，牵引固定优于过伸固定。笔者认为其原因是：长时间持续后伸对脊柱后柱的负荷、体表压力过大，使患者难以适应，会出现酸痛等一系列不适症状，将脊柱后伸幅度减小以缓解不适，并能够满足行走的需求，导致无法保证后伸效果。此类骨折患者平均年龄都较大（63岁），体能难以达到和维持后伸体位，影响固定效果。因此，后伸虽然是治疗椎体前缘压缩性骨折的理想体位，但在复位、练功等短时间内做到后伸是可行的，而如果要较长时间保持此体位，就显得不够现实了。研究团队还注意到，长时间过伸体位的患者遗留腰椎后方软组织疼痛、僵硬的现象较多。而牵引式外固定护具，依靠两侧的牵引杆牵引，不需要腰椎大幅度过伸，而是依靠上下护托垫的均匀托举来维持前纵韧带的拉伸，这样的固定方式提高了患者佩戴护具的依从性和佩戴质量，并能明显提升固定期间患者的生活自理程度。

5.骨密度仪检测的优势　本次研究使用了好乐杰双能X线骨密度检查仪来检查伤椎的椎体高度，其特点是：检测的精确度高；检测时产生的放射量低，被检查者所接受照射的X线量为普通照片的1%；可测量的范围宽，可对人体多个部位进行测定；适用范围广，操作方便；检测速度快，平均检测患者一个部位的时间不到1分钟；测量准确，配合CAD可直接报告每个椎体的高度以及是否存在压缩性骨折，精确测出椎体高度，保证了结果的准确性及可靠性；方便复查，设备有对原检测部位的捕捉对照功能，保证了复查时的检测质量。

第三节　中药外治

中医骨伤科疗法的精髓和优势是手法正骨和中药外治，注重局部治疗是外科系列与内科系列的区别所在，也是骨伤科医生的立足之本。在中医医院里，涉及运动系统伤病的科室很多，例如推拿科、针灸科、康复科、疼痛科等，为了避免学科的重叠，骨伤科更要坚持手法正骨和中药外治疗法。

从医学发展的趋势来看，药物外治正在逐渐取代药物内服。因此，对中药外治的运用和研究应当是骨伤科的核心工作任务之一。笔者为此对中药外治进行了长期不懈的临床实践和研究，总结了许多临床经验和实验成果。笔者认为，强调中药的辨证外治、利用现代科学方法进行研究、注重继承创新，都是内外兼顾、中西结合、传承创新等的具体体现。中药外治在临床上应用广泛，在本书第三章中已经就急性软组织损伤、骨关节炎的中药临床外治进行了较为系统的总结。本章就外用中药的辨证论治、消瘀散外治系统研究等的基础研究工作情况总结如下。

一、外用中药的辨证论治

辨证施治是中医治疗的大法，清代名医吴师机对外用药的理法原则做了高度的概括："外治之理即内治之理，外治之药即内治之药，所异者法尔。"此言不但表明了中药外用的治疗原则要类同于中药内治，也明示中药外用亦需辨证施治。虽然各家医院、各位医生都在广泛地使用中药外用，但是，"异病同治"的现象过于普遍，经常出现"一药打天下"的状况。究其原因，一方面是对辨证外用中药不够重视，可能更多的原因是无适当的药物可用。为了从根本上改变这种状况，笔者多年来在骨伤科开展了系列外用中药院内制剂或经验方的系统构建和辨证应用工作。

因为皮肤耐药力有限等原因，外敷中药难以长时间使用，临床上主要是用于伤病的急性期或者发作期，此期最常见的主证有气滞血瘀、寒湿阻络、热毒蕴结三种，针对此三种类型用药可以满足临床 90% 以上的需要。因此，笔者主要构建了针对这三种主证的系列外用药处方。活血祛瘀类的有消瘀散，温阳通络类有通痹散、温通散，清热解毒类有解毒散、双柏散。以上方药里，消瘀散、解毒散是笔者的经验方（详见第五章），通痹散是徐宁达副主任中医师的经验方，双柏散、温通散是专科教材所载的专家经验方。

外敷中药系列框架构建完成后，临床治疗的选择多了，疗效也得到了明显的提高。例如，用通痹散外敷治疗膝痹疗效颇佳，开展辨证外敷后，治疗膝痹的疗效又有明显的提高。将 131 例单膝骨性关节炎患者随机分组，治疗组根据辨证分别采用消瘀散、通痹散、解毒散外敷，对照组单用通痹散治疗。结果显示，治疗组能更有效地降低疼痛程度及滑膜厚度，减少关节积液，改善关节活动功能，总有效率也高于对照组，以上观察项目的差异都有统计学意义（均为 $P < 0.05$）。

二、消瘀散外治的系统基础研究

消瘀散是笔者根据多年的临床经验总结出的治疗急性软组织损伤（血瘀证）的经验方，在临床使用疗效良好。除了应用消瘀散对常见骨伤科疾病进行治疗、观察以外，笔者还将其作为骨伤科外用中药的代表方剂进行了系统的基础实验研究。研究观察的范围包括了疗效研究、疗效对比研究、作用机理研究、处方优化、成分检测方法优化、减缓过敏贴敷方法优化、新剂型优化、透皮试验等，希望为骨伤科外用药的进一步研制、推广、开发提供充足的依据。

（一）疗效与机理

1.消瘀散外敷治疗急性软组织损伤模型疗效及机制 消瘀散外敷治疗急性软组织损伤的疗效已经在临床上得到了证实，但其疗效以及取得疗效的机理尚需动物实验来进一步论证，才能得到更加完善的依据。消瘀散由大黄、姜黄、香附、蒲黄、赤芍、栀子、丹皮、白芷、羌活、薄荷等十味中药组成（详见第五章），具有明显的活血祛瘀、消肿止痛之功。大黄是此方中的主药，治疗软组织挫伤有十分肯定的作用。

（1）研究内容和方法

①中药制剂：各味中药混合、粉碎，过120目筛，加聚乙烯醇、羟甲基纤维素钠、热注射用水溶解并搅匀，加95%乙醇、甘油、羟苯乙基研匀，制成软膏。

②动物造模分组：60只SD大鼠参照《中医实验动物学》的造模方法制成血瘀证动物模型，30只实验鼠按体重顺序编号，用随机数字表法分为A组（药物治疗组）、B组（空白对照组）。

③实验方法与观察指标：大鼠伤处用消瘀散软膏外敷，施药面积1cm²，厚1mm，每日2次，每次30分钟。给药第3、5、10日进行检测，进行局部大体观察评分，标准参照周国林法；颈动脉采血并肝素抗凝，测定血液流变学指标（北京普利生公司产LBY-N6型血流变仪）；以造模局部为中心切取软组织，并行组织病理切片HE染色及光镜观察（10×40），评分标准也采用周国林法。

（2）结果、结论与体会

①结果：药物治疗组的大体观察评分在各时相均有所改善（后期改善稍明显）；组织学的观察评分在中期开始出现明显改善，能明显降低血液黏度、全血黏度（低、中、高切）、全血还原黏度（低、中、高切），血沉方程K值、红细胞聚集指数、红细胞变形指数等项血流变检测指标均有不同程度的降低。

②结论：上述实验观察结果说明，消瘀散外敷治疗急性软组织损伤

（急性血瘀证）大鼠模型，有助于症状、体征的改善，并能改善病理模型的血液黏、浓、凝、聚状况，促进炎症的吸收和损伤组织的修复，显示出了良好的治疗效果。本实验为消瘀散的进一步临床运用和提高奠定了良好的基础，也有助于进一步揭示活血化瘀中药外敷治疗急性软组织损伤的机理。

③体会：消瘀散的主药为大黄，大黄素是大黄的主要有效单体，具有抑菌、抗炎及免疫调节作用，对多种病菌有抑制作用，还具有抗炎活性，同时可以降低毛细血管通透性、减少渗出。许多学者对治疗急性软组织损伤的中药外用经验方、院内制剂进行了实验研究，研究结果较为类似。不同的是，本实验的治疗组大体观察评分虽优于对照组，但差异无统计学意义，而组织病理及血流变指标的明显改善在时相上有所差异，显示出了该方治疗急性软组织损伤作用机理的多元化特点。

2. 消瘀散与双柏散治疗急性软组织损伤模型疗效比较　中药外敷治疗急性软组织损伤是骨伤科的特色疗法，我院使用的"双柏散"是广州中医药大学已故名老中医黄耀燊教授的经验方，早期主要应用于各种外科疾患，后广泛应用于治疗伤科的多种伤病（如急性软组织挫伤）。"消瘀散"是笔者的经验方，主要用于治疗急性软组织挫伤（血瘀证）。这两种中药外敷治疗急性软组织损伤都获得了很好的效果。为了比较这两种外敷中药的疗效并探讨其作用机理，研究课题小组开展了疗效观察的动物实验，希望借以指导临床用药，不断提高疗效。

（1）材料与方法

①药物制备：消瘀散（大黄、姜黄、白芷、香附、当归、蒲公英、薄荷等10味中药混合、干燥、粉碎，过120目筛，白酒、凡士林加热调匀，制成软膏），双柏散（黄柏、大黄、泽兰、薄荷、侧柏叶等5味中药）制法与消瘀散相同。将各组用药平用摊于医用胶纸上备用。

②实验方法：实验造模参照邹移海《中医实验动物学》打击造模法，随后将24只新西兰大白兔随机分为3组（每组8只）：消瘀散组（A组）、双柏散组（B组）、空白组（C组）。

在造模成功后 1 小时开始治疗，各组直接将药物敷于造模处，覆盖瘀斑范围，施药面积约 1cm×1cm，厚 5mm，并用强力胶布成"米"字形固定。每日两次给药。

（2）观察指标及结果（治疗后第 3、5 日进行检测观察）

①大体观察评分评分标准：参照周国林《一种动物软组织损伤的实验方法》，A、B 组明显优于 C 组（$P < 0.01$），A 组明显优于 B 组（$P < 0.01$）。

②组织病理评分：在 2 个时相各组取 2 只大白兔采血处死，切取造模局部中心软组织，组织病理切片苏木精 - 伊红染色，光学显微镜下（×100）观察。评分标准也采用周国林评分法。

第 3 日病理评分，A 组明显优于 B 组（$P < 0.01$），第 3、5 日组织学观察评分 A、B 组明显优于 C 组（$P < 0.01$），第 5 日 A 组与 B 组比较差异无统计学意义（$P > 0.05$）。

③血液流变学检测（用药后 2 个时相大白兔静脉采血检测）：治疗第 3 日各项指标，A 组明显低于 B、C 组（$P < 0.01$），除全血黏度（中切）外，B 组明显优于 C 组（$P < 0.01$）；用药后 5 日纤维蛋白原、全血黏度（中、高切），A 组明显低于 B 组，毛细管血浆黏度 A 组与 B 组比较，差别有统计学意义（$P < 0.05$）；纤维蛋白原、全血黏度（低、中切），B 组明显优于 C 组（$P < 0.01$）；全血黏度（高切）、毛细管血浆黏度，B 组与 C 组比较有统计学意义（$P < 0.05$）。

④在本实验中两组均未发现软组织对药物有明显过敏。

（3）结论与体会

①结论：本实验结果提示，"消瘀散"与"双柏散"对急性软组织损伤动物模型都有较好疗效，但"消瘀散"比"双柏散"疗效更显著，且显效更快。

②取效原因分析：双柏散以大黄、黄柏清热解毒为主，泽兰、侧柏叶、薄荷清热凉血为辅；消瘀散方中大黄为君，能凉血解毒、活血通经；姜黄、香附、当归为臣，行气活血止痛；佐以蒲公英清瘀中之热，配以薄荷清凉走表为使。诸药相伍，共奏活血化瘀、消肿止痛之功，并能有效防

治瘀血化热。两方相比，双柏散偏重清热解毒，而消瘀散偏重活血化瘀，本实验动物造模为血瘀证模型，故消瘀散更适于治疗急性软组织损伤（血瘀证）。所以，在运用中药外治时要掌握辨证敷药的原则，方能取得满意疗效。

双柏散治疗急性软组织损伤获得良好效果的另一个原因，应该是清热解毒类中药对瘀血化热有良好的疗效。从病理角度分析，清热解毒类中药对急性软组织损伤后机体出现的炎性反应有较好的控制作用，从而起到消肿止痛的作用。提示治疗血瘀证时酌情加味使用清热解毒类药物可能对疗效会有一定帮助。

（二）组方、调制、贴法的优化

1.消瘀散常用剂型治疗急性软组织损伤模型疗效比较　在消瘀散治疗急性软组织损伤的疗效得到临床观察、动物实验的验证后，笔者计划进一步了解不同剂型之间的疗效差异，希望筛选出优势的外用剂型，探讨其作用机制。骨伤科的传统中药剂型有洗剂、酊剂、油剂、软膏剂、糊剂、熨剂等，医师们的习用剂型却不尽相同。本项研究就目前运用较多的软膏、搽剂、熏蒸这三个剂型治疗急性软组织挫伤动物模型，进行了系统的疗效观察比较。

（1）材料与方法

①药物制备：消瘀散（详见第五章），10味中药饮片粉碎过筛后制成软膏，药粉醇提备涂搽用，取生药粉加蒸馏水10倍，调成混悬液，以备熏蒸用。

②实验动物及造模分组：选SD大鼠60只，参照中医实验动物学的打击造模法制成血瘀证动物模型。随机分为软膏外敷组（A组）、搽剂外涂组（B组）、熏蒸组（C组）、空白对照组（D组）。每组15只大鼠。

（2）实验内容

①药物治疗:A组大鼠伤处用消瘀散软膏外敷（厚2mm）,B组搽剂外涂，C组触点气温42℃。药物接触面积均为1cm²，每日2次，每次30分钟。

②观察指标：给药第 3、5、10 日采血检测，并行病理学检查。局部观察评分标准参照周国林法；组织病理评分以造模局部为中心组织行组织病理切片，HE 染色，光镜（10×40）观察，评分标准采用周国林法；血液流变学检测，包括全血黏度（低切、中切、高切）、血浆黏度、血细胞比容（红细胞压积）、全血还原黏度（低切、中切、高切）、血沉、血沉方程 K 值、红细胞聚集指数、红细胞刚性指数、红细胞变形指数；血药浓度测定，以消瘀散主药大黄的主要有效单体大黄素为指标，测定大鼠血浆药物浓度（高效液相色谱仪检测）。

（3）结果

①局部观察评分：各时相局部观察评分均以 A 组最优，但各组间差异无统计学意义（$P > 0.05$）。

②组织病理评分：A 组在治疗第 5 日的病理切片评分明显优于 B、C、D 组，差异有统计学意义（$P < 0.05$）。

③血液流变学检测：治疗第 3、5、10 日，A 组与 B、C 组比较，用药后各时相全血黏度、血浆黏度、血细胞比容（红细胞压积）、血沉方程 K 值、红细胞聚集指数等指标有不同程度的降低（$P < 0.05$、$P < 0.01$）。

④血药浓度测定：A 组血药浓度在各时相均为最高（$P < 0.01$）。

（4）结论与体会：以上结果提示，消瘀散外用治疗急性血瘀证模型大鼠，软膏剂的吸收和疗效优于搽剂、熏蒸剂，是最值得推荐的常规剂型。

从剂型与透皮效果的关系来讲，软硬膏易吸收，霜剂次之，粉水剂难吸收。用药的热力学特性、电离状态、赋形剂、透皮吸收促进剂、施药面积与时间和频率均影响透皮吸收。此研究证实了消瘀散软膏剂治疗急性软组织损伤动物模型与搽剂、药熏的疗效比较具有明显优势，从吸收原理上，软膏剂确也更加符合以上规律，但皮肤温度最高的剂型熏蒸剂却疗效不佳，可能说明热力对其透皮的促进作用并不大。

本研究采用血药浓度为指标，并期望能够表达不同剂型透皮性能及其疗效的关联，这种方法以往未见报道。本研究中，血药浓度与大体观察、组织病理、血液流变等指标表现出良好的相关特性，也体现了较好的稳定性，为以后的类似研究提供了更多的检测指标。

本项实验的几种观察指标中，软膏剂与其他组的指标相比较，局部大体观察评分的差距体现时间较晚、差别甚小，而其余的观察指标差距都出现较快、较大。说明可能大体观察虽然是此类研究的常规项目，但灵敏度可能较低。

虽然本实验提示涂擦组效果稍差，但在外固定前对局部涂药，既能获得中药外治疗效，又不影响外固定效果，仍是一个较好的选择。虽然临床尚有熏蒸治疗急性软组织损伤的报道，但急性期宜冷敷为主，本实验也提示该疗法不具优势。

2. 消瘀散拆方研究　活血化瘀中药复方"消瘀散"外用有突出的疗效，深受广大群众欢迎，但该方药味较多，增加了不良反应的风险和用药成本。为了在不影响疗效的情况下进一步降低成本、节约药材、减少不良反应，2015 年 8 月，我们的研究团队对消瘀散中的药物组成进行了筛选实验，旨在观察消瘀散及其拆方对急性软组织损伤的疗效差异，筛选治疗急性软组织损伤最优的中药复方，并探讨其作用机理。

（1）实验方法

①实验动物：采用新西兰大白兔 72 只。处方消瘀散由大黄、姜黄、香附、蒲黄、赤芍、栀子、丹皮、白芷、羌活、薄荷组成（专利号 ZL 2008 1 0065098.3），饮片均由湖北神农本草公司提供，10 味中药分别粉碎，过 120 目筛，按照全方组、拆方组处方、称重、混合均匀，调匀制成软膏。实验通过正交 t 值分析表，将消瘀散拆方 11 个。

②动物造模：以剪刀剪去实验兔右大腿中部外侧的毛，8% 硫化钠脱毛，按体重编序，通过正交 t 值法的主药分析表，将消瘀散分为 12 组，其中拆方的 11 组为 A～E 和 G～L 组，全方组为 F 组，每组 6 只。实验造模方法参照王肖峰等的方法略加改进。造模成功后两小时开始治疗，直接将药膏敷在伤处，使药物覆盖出血点范围，强力胶布"米"字形固定，每日敷药 2 次。

（2）观察指标

①大体观察评分：在治疗后 3、5 日进行大体观察评分。参照周国林等人的方法。

②组织病理评分：用药后 3、5 日取 3 只大白兔采血，取损伤组织甲醛固定后做病理切片。苏伊红染色法染色。100× 光镜观察肌纤维肿胀程度。评分标准采用周国林的评分法。

③血液流变学检测：用药后 3、5 日采静脉血，检测内容包括全血黏度（低切、中切、高切）、血浆黏度、全血还原黏度（低切、中切、高切）。

④血清 IL-1β 及 IL-6 含量测定。

（3）结果结论

①大体观察评分：造模后伤处出现肿胀和皮下瘀斑，以伤后 24 小时最明显，此后逐渐消退，方差分析组间差异无统计学意义（$P > 0.05$）。大体观察评分中，K 组及 F 组评分均明显优于其余的 10 个拆方组（$P < 0.01$），而 K 组与 F 组间的评分差异则无统计学意义（$P > 0.05$）。

各治疗组用药后肌肉组织水肿、淤血情况逐渐减轻。B、K、F 组各项指标均低于其余拆方组（$P < 0.01$），其中 K、F 组优于 B 组。

②血液流变学检测：第 3、5 日各项指标以 K、F 组最优，此两组比较，差异无统计学意义（$P > 0.05$）。

③血清 IL-1β 含量测定：K、F 组在第 3 日明显优于其他组。此两组比较，差异无统计学意义（$P > 0.05$）。IL-6 含量测定，从第 3 日起 B、F、K 组血清优于其他组（$P < 0.01$）。5 日后 K 组的降低最为明显（$P < 0.01$），K、F 组间比较，差异无统计学意义（$P > 0.05$）。

④结论：以上结果表明，B 组、K 组及全方组对治疗急性软组织挫伤均有较好的疗效，其中 K 组（大黄、赤芍、薄荷等 5 味药的拆方）及 F 组（全方）疗效更佳。

（4）经验体会

①中药复方是中医药防治疾病的重要途径，拆方研究是中药复方研究

的重要内容，多用于比较药物不同配伍用量对某特定药效的影响，以求寻找出最佳的配比关系，增加药效，组成新的配方，这一新思路无疑对方剂组成原理及方药量效关系的研究有极大的推动作用，可以为提高中药疗效和指导临床用药提供科学依据。

②本实验建立在前期研究的基础上。在中医方剂理论中君臣配伍的原则指导下，根据数学设计模式进行拆方外敷治疗急性软组织损伤动物模型。在大体观测评分中，各组间均有不同程度的改善。K 组及全方组 F 组在第 3 日即明显优于其余组，表明 K 组以及全方组在改善软组织损伤局部淤血方面疗效相当；在组织病理评分中，B、F、K 组在第 3 日时均有明显改善，其中 K、F 组由优于 B 组，表明 K、F 组中药物的协同作用对炎症的吸收和组织的修复有促进作用；各时相血液流变学检测中，B、K、F 组各项指标均优于其余组，提示药物对血液的黏、浓、凝、聚方面有促进作用，对改善血液微循环有不错的疗效；IL-1β 及 IL-6 是调节炎症的始动因素，是炎症反应的重要调节剂，在各相血清 IL-1β 及 IL-6 含量测定中，B、F、K 组明显优于其余组，表明其降低损伤局部炎症细胞因子 IL-1β 及 IL-6 的表达及抗炎、镇痛作用更好。上述实验观察结果说明，在不影响药物疗效的前提下，K 组是治疗急性软组织损伤最优的中药复方。

③根据现代药理学研究表明，K 组的大黄在抗菌、抗病毒，调节免疫方面均具有显著的临床疗效；姜黄能够与炎症相关的大量分子靶向相互作用，达到抑制多种炎性因子的作用；薄荷属于辛温解表类药物，其芳香辛散性能对皮肤有渗透作用，能促进皮肤对主要药物的吸收，同时，其挥发性成分具有解热镇痛作用及抗菌等生物活性。

④虽然本实验的拆方结果较为理想，但仍需将其拆方做进一步的临床研究，在临床中推广使用，产生更大的社会效益和经济效益。中药复方的研究，应致力于中药药效机制以及药味间的协同促进作用原理，这样最利于临床用药对复方和拆方应用的有效选择。随着现代分子生物学的不断发展，可以从细胞和分子水平解释分析软组织损伤的修复过程。这些都是未来研究的方向。

3. 过滤纸预防中药外敷过敏临床观察 　　中药外敷治疗骨伤科伤病具有良好的疗效，但也有少数发生接触性皮炎的情况出现。为了减少中药接触皮肤后的过敏反应，2008 年，笔者带领骨伤科护理人员开展了采用过滤纸外敷消瘀散预防过敏反应的临床观察。

（1）资料与方法

①临床资料：将 60 例急性软组织挫伤患者（皮肤无破损、无酒精过敏者）随机分为试验组和对照组各 30 例，两组患者性别、年龄、病程、病情、挫伤面积经比较，差异无统计学意义（$P > 0.05$）。

②制剂：将消瘀散（详见第五章）碎成细末，过 80 目筛，加入 95% 乙醇等调匀后制成软膏。

③资料方法：两组均使用消瘀散软膏外敷。根据患处面积裁剪专用胶纸，将白酒调制的消瘀散药膏摊于胶纸的中心，厚度 0.5cm，将药膏敷于患处，紧压敷药胶布四周，使之与皮肤紧密相贴固定。其中，试验组在将膏药敷在患肢之前，取全木浆纸（光学拭镜纸，杭州市余杭大平工艺照相器材厂制造）1 张，修剪成药膏面积大小，覆盖药面后再行敷贴。两组均每日敷药 1 次，6 小时后揭下，共 7 日。每日观察敷药处皮肤反应情况。

（2）结果与结论

①疗效比较：两组患者用药后第 7 日治疗效果比较，疼痛、肿胀、功能障碍、淤斑 4 项指标评分差异均无统计学意义（$P > 0.05$）。

②过敏情况比较：参照黄仕孙等的皮肤过敏评分标准对皮肤过敏反应进行程度划分。试验组皮肤过敏反应 7 例，其中轻度过敏 6 例，中度过敏 1 例，过敏反应发生率 23%；对照组发生皮肤过敏反应 14 例，其中轻度过敏 10 例，中度过敏 3 例，重度 1 例，过敏反应发生率 43%。两组过敏反应发生率比较，差异有统计学意义（$P < 0.05$）。

③结论：消瘀散外敷治疗急性软组织挫伤时应用全木浆纸作为药膏和皮肤间的滤纸，不影响敷药疗效，但能有效降低皮肤过敏反应发生率。

（3）体会与设想

①正视中药外敷的过敏反应：虽然消瘀散具有很好的消肿止痛的功

效，但有些药物含有皮肤致敏的成分，引起一些不良反应。方中姜黄主要成分为姜黄酮、姜烯、水芹烯、龙脑等挥发油，薄荷主要成分为薄荷醇、薄荷酮、薄荷烯酮、兰香油烃等挥发油，这些挥发油直接敷于皮肤，可刺激皮下细胞分泌细胞因子 IL-1、IFN-γ、IL-4、IL-0 以及趋化因子等，造成皮下组织水肿，导致过敏。药物过敏要积极预防应对，不应当忽略，有些过敏对患者的影响还是不小的，除了要向患者说明过敏的可能性和应对方法，医护人员还应当积极主动地采取预防措施。

②完善敷药程序可以有效减缓过敏的发生：目前，临床中大多没有在药面与皮肤之间隔用滤过材料以减轻接触性皮炎，完全可以在敷药时在药膏的药面上隔以薄绵纸等，以避免药物与皮肤直接接触，减少过敏反应。目前市场上没有专用的敷药用薄绵纸供应，试镜纸系纯木纤维制成，具有吸水性强、表面柔软、刺激性小的特点，故为本试验所采用，也证实了其有效性。显然，不只是消瘀散外敷会出现接触性皮炎，其他方药（例如双柏散、温通散等）也会有类似情况，因此，有必要将药面铺设滤过材料作为中药外敷的操作流程中的一环。

在此次临床试验中，我们还发现滤过纸的使用不但可以减轻皮肤过敏，还能明显减轻皮肤的药染痕迹，便于皮肤的清洁。以湿纸巾作为过滤纸可能是更为理想的材料，因为湿纸巾有利于皮肤的水化，可以促进药物从皮肤向体内渗透，从而提高皮下组织的药物浓度而提高疗效。

当然我们还应该在药物的配伍、赋形剂的选用等环节也进行相应的改良，从而在源头上减少接触性皮炎的发生，这或许是更为有效的路径。

（三）新剂型改良

1. 消瘀散巴布剂和湿敷贴剂外用治疗急性软组织挫伤模型疗效比较
随着现代经皮给药系统理论及临床应用的进步，以及药用高分子辅料的发展，中医药界的专家、学者及广大的科研人员运用现代的科技方法研究出越来越多的使用更方便、更安全、疗效更确切、毒副作用更小的中药经皮给药新剂型，并逐渐应用于临床。笔者本着传承创新的理念，希望从经验方"消瘀散"着手，开展中药外治新剂型的研究。本研究旨在观察和比较消瘀散新、旧剂型局部外用对软组织损伤（急性血瘀证）动物模型的治疗效果和透皮性能，以选择优势剂型，探索药效机理。

（1）材料与方法

①试药、药材

消瘀散组方药材由广东康美药业股份有限公司生产；大黄素标准对照品由中国药品生物制品检定所提供。

消瘀散各味中药混合、干燥、粉碎、过120目筛，制成软膏；方中香附、姜黄、薄荷等用水蒸气蒸馏法提取挥发油，其残渣再用水提取，大黄、蒲黄、丹皮等采用乙醇回流法提取，将水提液和醇提液浓缩成浓浸膏，再与基质混匀，涂布在无纺布上，即得巴布剂；湿敷贴剂采用浙江嘉祥永益卫生材料厂生产的新型湿敷贴剂为原料，并在粉剂袋贴中装入消瘀散散剂，增效剂中含有冰片等透皮促进剂，粉剂袋贴和增效剂有效结合形成新型湿敷贴剂。巴布剂和湿敷贴剂每帖含生药量2g，大小约2.5cm×3cm，厚度约为0.5cm。

②实验动物及造模分组：选新西兰大白兔60只，实验造模参照《中医实验动物学》的打击造模法。大白兔按体重顺序编号，随机分为4组，即模型组（A）、软膏剂组（B）、巴布剂组（C）、湿敷贴剂组（D）。每组15只。

③给药方法：各组在造模成功后1小时开始治疗，C、D组直接将药物敷于造模淤斑处，外用胶布包扎。B组将软膏剂均匀涂布于造模处，外用纱布和胶布包扎。每日分2次给药。A组予空白贴剂外敷（空白贴剂由凡士林调制）。

④观察指标（用药后第2、4、6日观察）

a.大体观察评分：评分标准参照周国林法。

b.组织病理评分：在各组用药后的3个时相点各取5只大白兔，采血后处死，切取造模局部中心软组织，做组织病理切片，苏木精－伊红染色，光学显微镜下（10×10和10×40）观察淤血、肉芽组织生长、肌纤维肿胀程度等，评分标准采用周国林法。

c.血药浓度测定：以消瘀散主药大黄的主要有效单体大黄素为指标，采用高效液相色谱法测定大白兔血浆药物浓度。

（2）结果

①大体观察评分：各时相大体观察评分 D 组与 B 组第 4、6 日比较，C 组与 B 组第 6 日比较，指标有明显改善（$P < 0.05$，$P < 0.01$）。

②组织病理评分：用药后，肌组织水肿、淤血情况逐渐减轻。第 4 日组织学观察评分，D 组明显优于 B 组（$P < 0.01$）。

③血药浓度测定：高效液相色谱仪测定，用药后第 2、4、6 日新剂型组（巴布剂组和湿敷贴剂组）的血药浓度明显高于软膏剂组（$P < 0.01$）；各组的血药浓度随着时间的推移逐渐升高，到第 6 日达到峰值。

（3）结论与体会

①结论：以上实验结果表明，消瘀散外用治疗急性血瘀证模型新西兰大白兔，2 种新剂型的吸收和疗效都优于旧剂型，新剂型中的湿敷贴剂疗效略优于巴布剂。此研究为骨伤科中药外治新剂型的研制提供了科学的依据。

②创新点：急性软组织损伤的中药外敷是使药物通过透皮吸收作用于创伤局部，从而维持局部相对稳定的血药浓度，起到散瘀、消肿和止痛的功效。急性软组织损伤中药外治的实验研究也较多，一般集中在抗炎镇痛及其机理引导下的细胞学观察、炎症介质检测、血流变检测、损伤修复因子检测及成纤维细胞凋亡研究等。但在新、旧剂型间比较，以血药浓度为观察指标，经查阅文献尚未见报道，表明了本实验的创新特点。

③新剂型的优势：消瘀散由大黄、姜黄、丹皮、薄荷等 10 味中药组成，主治急性软组织损伤，在临床使用已经取得了满意的疗效，在实验研究中也表明，消瘀散能够显著改善血液流变学指标，促进损伤组织的修复，显示出良好的治疗效果。本实验中采用消瘀散软膏剂及改良的新剂型（巴布剂和湿敷贴剂）治疗新西兰大白兔急性软组织损伤模型。从实验结果来看，大体观察评分早期各组间没有明显差异，但在实验的第 4、6 日，

新剂型组优于旧剂型组，而湿敷贴剂组则略优于巴布剂组。病理切片苏木精－伊红染色组织学观察评分显示，巴布剂组和软膏剂组镜下观察结果基本相似，湿敷贴剂组在第 4 日明显优于软膏剂组。通过高效液相色谱法测定新剂型组中的大黄素血药浓度也明显高于软膏剂组，并保持良好的稳定性，表明新剂型组的透皮性能优于旧剂型组。本实验对消瘀散新、旧剂型治疗急性软组织损伤模型做了疗效和透皮性能比较，实验结果提示，经过合理、科学的改良，消瘀散新剂型的疗效和透皮性能得到了明显的提高。

④新剂型的属性：巴布剂是以水溶性高分子材料为主要基质，加入药物，经炼合、涂布、剪切等工艺制成的外用制剂。与传统的中药贴膏剂相比，巴布剂中的高分子基质材料能更好地吸收和承载包括多种水溶性和脂溶性成分的中药提取物，并予以"凝胶化"成型。由于药物基质含有高达 40% ～ 70% 的水分，这样的结构犹如一个"药库"，能快速、持久地透皮释放基质中所包含的有效成分。因此，巴布剂具有给药剂量准确、吸收面固定、血药浓度稳定、使用舒适方便等优点。

湿敷贴剂是由中药湿敷剂发展而来，传统的中药湿敷法是用纱布浸吸药液，敷于患处的一种外治法。随着现代制剂技术的发展，传统的中药湿敷法已逐渐被使用方便、疗效显著且不良反应小的湿敷贴剂所代替。

这两种剂型的特性非常适于中药传统剂型的改良升级，是骨伤科中药外治的发展方向。

2. 消瘀散涂膜剂和即型凝胶剂治疗急性软组织挫伤模型疗效比较　笔者对经验方消瘀散进行了系列的剂型改造工作，已经对搽剂、巴布剂、湿敷贴剂进行了疗效和透皮性能的实验研究，为了完成消瘀散所有新剂型的研究工作，研究小组计划对消瘀散涂膜剂和即型凝胶治疗急性软组织损伤动物模型的疗效采用以往方法进行研究，以筛选疗效最优的新剂型。

（1）实验内容：将 60 只新西兰大白兔造成急性软组织挫伤模型后，随机分为散剂组（A）、涂膜剂组（B）、即型凝胶剂组（C）、模型组（D）。A、B、C 各组分别用消瘀散（软膏）剂、涂膜剂、即型凝胶剂治疗，D 组予空白贴剂外敷。

各组用药后第 2、4、6 日进行大体观察评分；每组每个时相点取 5 只实验大白兔，按照要求处理标本并 HE 染色光镜下观察组织形态学变化；以有效成分大黄素累积透皮百分率为测定指标，高效液相色谱法（HPLC）测定 A、B、C 组血液大黄素含量，用改良的 Franz 扩散池及离体兔皮进行体外透皮实验，比较各种剂型的透皮速率、透皮百分率与皮肤储量的差别。

（2）结果：各种剂型间体外透皮实验结果显示，即型凝胶剂透皮速度最快、皮肤储量最多，而涂膜剂的透皮总量最多。说明了消瘀散外敷治疗急性软组织挫伤新西兰大白兔模型，即型凝胶剂的吸收和疗效优于涂膜剂。

（3）结论与体会

①涂膜及凝胶两种剂型的优势：涂膜剂是用有机溶剂溶解成膜材料及药物而制成的外用涂剂。制备时应先将中药制成乙醇或乙醇－丙酮提取液，再加入基质溶液中去。涂膜剂涂于患处，溶剂挥发后形成薄膜，能减少皮肤表面水分的蒸发，促进药物的水合作用和溶解角质作用，逐渐释放所含药物而起治疗作用。凝胶剂是指将药物与能形成凝胶的辅料制成均一、混悬或乳剂型的乳胶稠厚液体或半固体剂型。主要分水性凝胶和油性凝胶，水凝胶表面涂抹性好，无油腻感，不污染衣物，透皮吸收速度比洗液快，与外用溶剂（洗剂、擦剂等）相比较，凝胶剂在皮肤表面停留时间长，是一种使用方便、透皮吸收速度快的优良剂型。

②此项研究完成的最后拼图：笔者不断地对消瘀散的剂型进行观察研究和改变调整，从软膏剂、药熏剂、搽剂、巴布剂、湿敷贴剂，再到此次的涂膜剂和即型凝胶剂，对各剂型在急性软组织损伤（血瘀证）动物模型治疗后的情况开展了大体观察、组织病理观察以及对血液流变学、血药浓度等的观察，并且根据以上各项实验的结果，对消瘀散不断进行合理、科学的改良，使得新剂型的疗效和透皮性能有了明显的提高。其中，巴布剂、湿敷贴剂、即型凝胶剂是治疗效果最为突出的三种新剂型。

③其他：因为新剂型种类较多、观察指标较多、实验规模较大、费用

有限等原因，未能就以上所有剂型在同一次实验中完成观察，而是分次逐步完成，对观察的全面性、准确性有一定的影响，显得有些遗憾。

以往的观念认为，局部用药很难透过皮肤并进入血液循环中，因而难以在血液中测得药物有效成分。笔者开展的一系列动物实验中，多次采用了血药浓度来观察体外中药的体内吸收情况，基本已经获取了稳定的测定结果，有助于今后对中药外治急性软组织损伤的进一步研究。

（四）透皮性能比较

1. 消瘀散醇提和水提物体外透皮性能比较 消瘀散外敷治疗血瘀证具有很好的临床疗效，为了进一步提高疗效和用药体验，研究团队开展了新剂型的研究。为了给新剂型的研制做好药材前处理的准备工作，研究团队开展了对消瘀散散剂、水提物与醇提物的体外透皮试验研究。

（1）材料：高效液相色谱系统（美国安捷伦公司），紫外可见分光光度计（岛津UV2450型），Franz扩散池（S=3.036cm 2V=23.5mL），ZTY智能透皮实验仪（巩义市英峪予华仪器有限公司），大黄素（中国药品生物制品检定所），消瘀散（散剂由湖南中医药大学附属第一医院制剂中心提供，水提物与醇提物自制），动物为新西兰大白兔。

（2）方法

①大黄素的HPLC定量方法：分别精密吸取对照品与3种供试品溶液，注入高效液相色谱仪，测定峰面积，用外标一点法计算大黄素含量。

②离体兔皮的制备：新西兰大白兔1只，致死后剥离兔皮，除去皮下脂肪和组织。

③实验装置及步骤：采用改良的单室Franz扩散池，分别取各实验样品2g装入供给池中，分别在透皮时间为4、6、8、10、12、24、30、36、48、60、72小时时，从接收池中取出接收液，处理后高效液相进样测定。分别计算消瘀散散剂、水提物、醇提物中大黄素的累计透过百分率。皮肤块处理后，进高效液相色谱仪测定大黄素含量（皮肤储量的测定）。

（3）结果：消瘀散大黄素体外透皮速度由快至慢依次为醇提物＞水提

物＞散剂；透皮总量由多至少依次为醇提物＞水提物＞散剂；水提物的体外透皮速率是散剂的 2.529 倍，水提物透皮总量是散剂的 2.806 倍；醇提物的体外透皮速率是水提物的 2.178 倍、散剂的 5.509 倍，醇提物的体外透皮总量是水提物的 1.932 倍、散剂的 5.421 倍。

消瘀散及水提物与醇提物中大黄素皮肤储存量的测定结果是：醇提物＞水提物＞消瘀散；醇提物是水提物的 4.21 倍、散剂的 16.63 倍；水提物是散剂的 3.95 倍。

（4）结论：醇提物透皮速度最快，皮肤储量最多，透皮总量最多。此实验为消瘀散的剂型设计、药理、毒理试验及临床研究提供了依据。

（5）体会：药物透皮属被动扩散机制，与药物的脂溶性成正比，醇提物脂溶性成分提取量多，故透皮速度比水提物快、透皮总量多；散剂中药必须先从细胞内向细胞外扩散到皮肤表面，然后才能透过皮肤，故透皮速度慢、透皮总量少，药物大部分未进入皮内发挥作用；水提物因无药渣，故透皮速度、透皮总量介于两者之间。

此实验提示，消瘀散剂型改革中的药物提取方法以醇提最优，也提示，在临床治疗中，散剂的调膏外用时，用白酒作为赋形剂也是最优的选择。

本实验原设计拟采用 3 个评价指标综合评分，但因本方系 10 味中药的大复方，有效成分含量低、干扰大，最终仅大黄素通过梯度洗脱成功分离，可定量检测。

由实验结果可知，12 小时之前，各组透皮速度相差不大，12 小时之后差别显著，变化最大的是 12～48 小时这段时间，48 小时透皮量趋于饱和，故透皮速度参数定为消瘀散透皮最大量对应的时间，透皮总量参数定为 72 小时对应的累积透皮百分率。此结果表明，药物有效成分的透皮效果与用药时间有明显的关系，需持续给药一段时间（12～48 小时）才能达到峰值，提示敷药时间太短将影响疗效。目前临床敷药时间一般提倡在 6 小时左右，原因是使用普通药膏不便于固定，容易漏出，担心过敏。因此应当对药膏剂型进行改良，不但可以提高疗效，还能减缓过敏发生，方便长时间贴敷，节约药物资源，减少经济负担。

2. 消瘀散巴布剂的体外透皮性能　笔者认为，经验方"消瘀散"虽然通过多项临床、实验观察，治疗急性软组织损伤（血瘀证）具有很好的疗效，但仍需进一步提高疗效、减少副作用。在新剂型的研究中，实验小组希望通过对消瘀散传统剂型消瘀膏与其改良剂型消瘀贴（巴布剂）体外透皮实验的比较，证实改良剂型的科学性、可行性。

（1）实验内容：实验以大黄素作为消瘀散透皮率的测定指标，采用高效液相色谱法定量，用改良的 Franz 扩散池以及离体兔皮方法进行体外透皮实验（设 10 个时相点取样）。

（2）实验结果：消瘀贴的透皮速率要比消瘀膏快 1.93 倍，透皮总量是消瘀膏的 2.84 倍，皮肤储量是软膏剂 3.95 倍。消瘀膏中大黄素累计透皮率与时间的关系呈威布尔分布，而消瘀贴大黄素的释药曲线符合 Density 模型。

（3）实验结论：消瘀贴的透皮速率要比消瘀膏快，透皮总量多，皮肤储量多于软膏剂，以上透皮特性明显优于原来剂型。两种剂型的体外透皮机制也有所不同。此项研究为该方的巴布剂剂型改革工作提供了宝贵的实验数据，奠定了良好的基础。

（4）体会

①传统剂型亟须改良：将传统的中药软膏剂进行改良，是提高疗效、实现中药现代化的重要途径之一。软膏剂多为复方药，各种有效成分含量较低，选择性及专一性较差，而且制备中质控要求不高，药物吸收较差，与现代透皮给药系统有一定的差距。

②消瘀贴的透皮优势：本实验为消瘀膏剂型改良实验研究的一部分。结果表明，将消瘀膏改良成消瘀贴后，消瘀贴中大黄素的透皮速率要比软膏剂快，透皮总量多，而且皮肤储量多于软膏剂，透皮特性明显优于原来剂型。消瘀膏中大黄素累计透皮率与时间的关系呈威布尔分布，消瘀贴中大黄素累计透皮率与时间的关系释药曲线符合 Density 模型，两种剂型的透皮机制不同。

消瘀散制成巴布膏后进行了大量的临床试用观察，患者不但反映疗效优于软膏剂，且对巴布剂型使用方便、清洁、敷药时间长、过敏反应低等特点反映更为突出。

3. 消瘀散 5 种剂型的体外透皮特性比较 以往对笔者经验方"消瘀散"的新剂型研究，一般是多方面的综合实验研究，剂型之间单一透皮实验尚未开展，不便开展横向比较。因此，此项研究是针对体外透皮特性的单一因素的横向比较研究，希望通过此项研究，为剂型改革的可行性、合理性、实用性及科学意义提供依据，为进一步的药理（药效）、毒理（刺激性、过敏性等）及临床研究奠定基础。

（1）研究方法：以强活性成分、含量最高的有效成分大黄素累积透皮百分率为测定指标，高效液相色谱法定量，用改良的 Franz 扩散池及离体兔皮进行体外透皮实验，比较几种剂型透皮速度、透皮百分率与皮肤储量的差别，并进行药动学的数学模型拟合。

（2）结果：透皮速度由快至慢依次为：即型凝胶≈乳膏＞贴膏剂＞散剂。透皮总量由多至少依次为：乳膏＞即型凝胶＞贴膏剂＞散剂。皮肤储量由高到低依次为：即型凝胶＞乳膏＞贴膏剂＞散剂＞涂膜剂。具体结果如下。

①透皮特性：12 小时之前，几种制剂透皮速度相差不大，之后差别显著，变化最大的是 12～48 小时时间段，48 小时之后透皮量趋于饱和。大黄素通过梯度洗脱成功分离，可定量检测，但涂膜剂含量太低，检测不到。

消瘀贴的体外透皮速率是消瘀散的 2.519 倍，透皮总量是消瘀散的 2.798 倍。

消瘀即型凝胶的体外透皮速率是消瘀贴的 2.197 倍、消瘀散的 5.536 倍，消瘀即型凝胶透皮总量是消瘀贴的 1.926 倍、消瘀散的 5.389 倍。

消瘀乳膏的体外透皮速率等同于消瘀即型凝胶，是消瘀贴的 2.615 倍、消瘀散的 5.65 倍，消瘀乳膏透皮总量是消瘀即型凝胶的 1.343 倍、消瘀贴的 2.586 倍、消瘀散的 7.236 倍。

②皮肤储量：即型凝胶是乳膏的 2.972 倍、贴膏剂的 4.214 倍、散剂的 16.63 倍、涂膜剂的 94.81 倍。

乳膏是贴膏剂的 1.386 倍、散剂的 5.623 倍、涂膜剂的 32.05 倍。

贴膏剂是散剂的 3.947 倍、涂膜剂的 22.50 倍。

散剂是涂膜剂 5.70 倍。

③数学模型拟合：由数学模型拟合结果可知，"消瘀散"几种剂型中，大黄素累积透皮百分率与时间 t 的函数关系，散剂最接近 John-sonSchumacher 模型，贴膏剂最接近一元线性回归模型，即型凝胶、乳膏最接近逻辑斯蒂模型。

（3）结论与体会

①结论：以上结果表明，即型凝胶透皮速度最快，皮肤储量最多，乳膏透皮总量最多。以上几种剂型中，测得大黄素定量检测获得数据的 4 种剂型分属于 3 种数学模型，说明了不同的药动机理。此研究为进一步的制剂和临床应用工作的开展提供了实验依据。

②透皮量并非越大越好：软组织损伤的外用制剂治疗中要求药物应渗透进入皮内发挥作用，但又不能（或者尽少）吸收进入体循环而产生全身的不良反应，故需要将透皮速度控制在合适的范围内，透皮总量亦应控制在治疗范围之内。

③传统剂型仍有优势：虽然新剂型的效果好、副作用少、使用方便，但透皮特点不尽相同。从本实验结果来看，有的剂型吸收快，有的剂型透皮总量大，有的剂型皮肤储量多，难以筛选出唯一的优势剂型，就是较为传统的软膏剂型也保持有某些优势（这也是其久用不衰的原因），多种剂型都显得有必要并存。我们可以根据这些特点和临床所需进行对位，实现精准治疗。

④临床还应"辨需施治"：以上各项透皮特性，可以运用在制剂和临床用药中。例如，透皮速率快的剂型，适用在急需控制症状、体征的病例上；透皮总量大的剂型，适用于需药量比较大的病例；皮肤存储量大的剂型，适合短时间贴药。

⑤制剂的难点：在敷药剂型和时间的控制上，不但要考虑避免皮肤副作用而尽量缩短贴药时间，还要考虑保持局部组织的有效药物浓度而足时间贴药。在以上几个矛盾中推敲取舍，是制剂研制中的关键点和难点。

三、其他

（一）不同赋形剂调敷对急性软组织损伤模型疗效的影响

目前大多数医疗单位在中药外治时还是沿用传统的软膏外敷，都需要临时的调敷，使用不同的赋形剂，包括蜂蜜、白酒、米醋、香油、凡士林、饴糖、茶水、药汁等，不同的赋形剂对软膏治疗的疗效有什么影响，大多是从临床经验上进行判断。为了了解不同的赋形剂所制中药软膏外敷对急性软组织损伤动物模型影响，筛选较优的赋形剂，研究团队进行了动物实验研究。

研究采用了市售的传统中药"七厘散"作为试验药物。七厘散由血竭、乳香（制）、没药（制）、红花、儿茶、冰片、麝香、朱砂共 7 味中药组成，能化瘀消肿、止痛止血，用于跌打损伤，血瘀疼痛，外伤出血。该药物可以口服，也可调敷，是较为安全的外敷中药。

1.实验内容：先分别用蜂蜜、白酒、米醋、香油、凡士林将七厘散调制为软膏密封备用。

将 90 只大鼠打击造成急性软组织损伤模型后，随机分为模型对照组、蜂蜜药膏组、白酒药膏组、米醋药膏组、香油药膏组和凡士林药膏组各 15 只。按不同组别分别予损伤部位皮肤涂抹给药，确定用药第 2、5、8 日为观察时相点，先大体观察，然后取颈动脉采血，测定血浆药物浓度，最后切取损伤部位软组织病理切片，镜下观察并分析比较。

2.实验结果

（1）大体观察：第 1 时相白酒组、米醋组与模型组比较差异有统计学意义（$P < 0.05$）。第 2 时相白酒组及米醋组与模型组、凡士林组比较差异均有统计学意义（$P < 0.05$）。

（2）血药浓度：用药后第2时相、第3时相，白酒、米醋组血药浓度高于蜂蜜组、香油组、凡士林组，而白酒组又高于米醋组，以上差异均具有统计学意义（$P < 0.05$）。

（3）病理学观察：第2时相白酒组与模型组比较差异有统计学意义（$P=0.022$）；第3时相白酒组与模型组、蜂蜜组、凡士林组比较差异有统计学意义（P值分别为0.004、0.018、0.018）。

3.结论与体会

（1）结论与分析：以上结果提示，白酒作赋形剂调制七厘散，外敷治疗急性软组织损伤，能促进药物透皮吸收，加快损伤组织的修复，作用明显优于其他赋形剂，外敷治疗急性软组织损伤效果最好；米醋赋形剂次之。

前人对中药外敷的赋形剂研究已有丰富的床经验。一般认为，饴糖、蜂蜜能缓急止痛，白酒可散瘀消肿，米醋善于软坚散结，鲜药汁有清热止血功效，凡士林有赋型、助溶、延缓药膏干燥时间的作用。

此项研究表明，对于急性软组织损伤（血瘀证）动物模型，白酒调敷七厘散的效果最佳，这也进一步验证了白酒调药利于、善于消肿这一临床经验的科学性。同时，也提示米醋调药不仅有利于软坚散结，也有助于消肿，从而扩大了米醋调药的适应证。

因此，外用中药散剂的调敷，不但是改变物理性状、方便贴敷的过程，也是提高透皮吸收、减缓过敏反应的重要环节。

（2）中药经皮渗透吸收的原理：药物经皮吸收通常是2种途径。一是通过角质层和活性表皮进入真皮，被毛细血管吸收进入体循环，即通过表皮途径，这是经皮吸收的主要途径。另一种途径是通过皮肤附属器吸收，即通过毛囊、皮脂腺和汗腺的吸收，这种途径吸收的速度比透过表皮吸收的速度快，但吸收面积很小。一些水溶性的大分子、离子型药物和多功能团极性化合物因为较难通过角质层，以致通过附属器吸收成为重要途径。分子量低、在油或水中有适当溶解度的药物较易透过皮肤吸收。

（3）皮肤状态对中药吸收的影响

①皮肤的水化：皮肤含水量多于正常状态的现象称为水化。皮肤被水饱和后，渗透性显著增加。应用塑料薄膜覆盖皮肤或使用具有封闭作用的软膏基质（如凡士林、脂肪及油等），能防止水分的蒸发，使皮肤完全水化，易于药物穿透，同时还能使局部温度增高，加速血液循环，增加吸收，还能延缓药剂的干燥过程。

②温度：药物经皮肤渗透过程是一个需要热能的过程，因此，温度能影响药物的透皮速率。温度还会影响皮肤下的血流，当环境温度升高时，真皮层中的血管舒张，皮肤的血液流动增加，有利于吸收。温度升高还可使角质层易于水化，增加渗透性。因此，临床上亦有采用局部加热方法（艾条灸、红外线照射、热敷等）促进药物吸收的，用热水（甚至开水）调敷中药，也是提高中药渗透性能的有效方法。

③赋形剂的影响：选择适当的赋形剂，有利于充分发挥药效。中医学认为，酒甘辛大热，气味芳香，能升能散，宣行药势，具有行气、活血通络、消肿止痛及激发药性之功等。现代研究证明，酒含乙醇、糖类、脂类、矿物质等成分，是良好的有机溶媒。药物的多种成分，如生物碱、鞣质、苦味质、有机酸、挥发油、树脂、糖类及部分色素等皆易溶于酒中。因此，以白酒作为赋形调剂制的膏药，有助于有效成分的溶出，增强药物疗效，利于药物透皮吸收。米醋含乙酸，是一种亲水性有机溶剂，溶解性较大，对中草药细胞的穿透力较强，大部分亲水成分在乙酸中有一定的溶解度，对难溶于水的疏水成分能与其生成盐而增大溶解度，因此，以醋作为赋形剂能起到很好的"增溶"作用。醋制能改变药物组织的物理状态，有利于成分的浸润溶解、置换、扩散等溶出过程的进行，即可产生"助溶"作用和脱吸附作用，提高有效成分的溶出率。醋制药物也会对部分成分产生破坏作用，使其降低毒性，减少副作用。醋可解毒，能增强活血化瘀、消肿止痛之功，并有缓解烈药之药性的作用。蜂蜜具有杀菌功能，性质柔和，有天然吸收剂之称，用其作赋形剂不仅可促进药物从皮肤吸收，且具有不易蒸发、防止干燥刺激的作用。凡士林和麻油有柔软、滑润的作

用，保持药物湿润的时间长，能防止水分的蒸发，因而使皮肤水化便于药物穿透吸收。

④影响药物经皮吸收的因素还有敷药部位、面积、时间以及种族、年龄、个体差异等。

（二）中医定向透药治疗及制剂

1. 中医定向透药的原理及疗效 笔者在中医定向透药方面具有较丰富的工作经验。30年前，笔者在中医综合治疗室工作了1年，当时的透药设备是低频、中频治疗仪（时称"骨质增生治疗仪"），透药的制剂是科室制定的经验方，自己加工、实施治疗。治疗的病种包括所有骨伤科的慢性伤病，治疗效果得到了医患双方的一致认可。之后的治疗设备名称、原理有所变动，直到最近几年，国家中医药管理局才将疗法名称确定下来，治疗设备也随之完成了专项疗法的配套。此项治疗也丰富了中药外治的手段，给传统的中医外治疗法注入了现代的元素，中药和电脉冲的双重治疗作用，也提高了患者的治疗感受和治疗效果，还提高了药物利用度。曾经对急性软组织挫伤等尝试此项疗法，疗效不佳。目前中医定向透药的方法较多应用于腰痹、骨痹等慢性伤病的治疗中，效果颇佳，值得推广使用。

定向透药的原理在第三章第四节中已有详细介绍，此不赘述。

2. 透药制剂的选择要点 用于中医定向透药治疗的药味选择，除了临床辨证所需之外，还要考虑尽量使用分子量小的中草药，以利于中药通过皮肤及附属组织透入体内。至于使用复方还是使用单味中药好，完全取决于遣方需要；是醇提还是水煎，则取决于方中主药（或者主要成分）的药溶特点。

3. "通痹液"透药治疗顽痹 通痹液是笔者治疗顽固性腰痹的外用经验方，常用于腰椎间盘突出症，以及病程较长、常规治疗疗效不佳、手术后瘢痕形成等（属于"顽痹"范畴）情况，收到了较为满意的效果。用药方法主要是定向透药。其临床应用详见第三章第三节。为了深入开展该方的疗效、机理研究，研究团队拟通过动物实验观察和评价通痹液分子透入对硬膜外瘢痕粘连干预作用的效果，以及对硬膜外瘢痕羟脯氨酸含量的影响，并初步探讨其作用机理。

（1）材料：实验动物采用大耳白兔。通痹液由桃仁、红花、丹参、防己、黄芪等 10 味中药组成（详见第五章），由医院制剂室制备。

（2）实验方法与观察指标：45 只大白兔切除 L_5 椎板后造成硬脊膜裸露区完成造模，5 日后拆线，随机分组，分别治疗。空白组，不做任何治疗；对照组，滤纸浸生理盐水，在切口处行低频脉冲治疗；实验组，滤纸浸通痹液，低频脉冲治疗。治疗后第 3、5、8 周进行大体观察，评估瘢痕粘连韧度，组织学观察，计算机图像分析；瘢痕组织行羟脯氨酸含量测定。

（3）检测结果：实验组硬膜外瘢痕形成少，未达椎管侧方，间隙存在，羟脯氨酸含量低，与空白组、对照组比较，差异有统计学意义（$P < 0.01$）。通痹液分子透入通过药物分子和低频电脉冲的综合作用，可降低局部炎症反应程度，抑制胶原纤维的形成，减轻瘢痕与硬膜囊的粘连程度。

（4）结论与体会

①结论：通痹散透药是防治腰椎椎管内瘢痕形成［腰椎手术失败综合征（FBSS）］的一种有效外治方法。

②体会：瘀血作为腰椎术后不可避免形成的病理产物，如不能及时消散，则化湿生水聚痰，形成难以消除的癥块，成为 FBSS 的重要致病因素。通痹液由桃仁、红花、丹参、田七、土鳖虫、大黄、乳香、伸筋草、防己、黄芪等 10 味中药组成，具有活血祛瘀、利水通络之功效。低频脉冲电作用于人体，能改善局部血液循环，减轻组织水肿，促进炎症产物的吸收，加强局部组织的营养和代谢，扩大细胞与组织的间隙，软化瘢痕和松解粘连，减轻疼痛等。同时，低频电通过提高组织膜的通透性，能借助药物浓度梯度的扩散作用，使药物分子通过皮肤的组织间隙与细胞间隙，较多地进入体内，形成药物分子堆。通痹液分子透入疗法是取电流和药物

的协同作用，降低局部炎症反应程度，抑制成纤维细胞的增殖和生长，减少胶原纤维形成，达到一定的治疗作用。

4. "牛膝醇提液"透药治疗骨痹 牛膝醇提液治疗膝骨痹已经在第三章第四节介绍，本章节中主要介绍透药用法和药物制备的经验。

（1）透药操作及注意事项

①操作：以膝关节为例，患膝伸直，以5cm×6cm方纱块浸润牛膝醇提物（不滴为度），并以此为衬垫分别置于患膝髌骨内、外侧偏下方，治疗仪电极片置衬垫上，绑带固定。

透药治疗仪参数设置热度2，强度15，25分钟／次，1次／日，治疗1周为1个疗程。

②注意事项：虽然导致皮肤过敏的情况甚少，以往观察中治疗后尿常规、肝肾功能也未见改变，但仍需了解患者皮肤是否对酒精过敏，并注意观察了解皮肤改变。如有皮肤过敏情况，立即停药，必要时对症处理。一次治疗的疗程不宜太长，以免皮肤蓄积药物过量而出现异常。

（2）制备方法及改良

①牛膝醇提取物的制备依据《中国药典》浸渍法制备：怀牛膝1kg粉碎，置有盖容器内，加入400mL50%乙醇（无水乙醇配制），密盖，振荡，浸渍7日，取上清液；再加入300mL 50%乙醇液，依法浸渍7日，再次倾取上清液后加入300mL 50%乙醇液，依法浸渍7日，最后取出上清液。合并浸出液，静置24小时，过滤，浓缩，即得牛膝乙醇提取物，每毫升醇提液相当于含原材料1g。

②制备改良

a. 初期的药物制备后，灌装500mL玻璃瓶，使用中发现包装过大，导致不方便操作，给药不准确，药剂浪费多。后来采用250mL挤压嘴塑料瓶灌装，很好地解决了以上问题。

b. 考虑到制药周期较长，经与制剂科讨论后，将浸渍时间从7日改为3日。经长期观察，未见疗效变化。

c. 因个别患者出现较大面积皮肤过敏，经与制剂科研讨后，将乙醇从非食用酒精更换为食用酒精，以上情况得到改观。

　　d. 经过一段时间的外用之后，笔者计划将牛膝醇提液制作成膏方口服，故将牛膝醇提液按照《药典》方法制备后，挥发乙醇，将其制成膏状供服用。患者口服后反映，除口感不太满意外，未出现不良反应，疗效尚待更进一步系统观察。

第五章

效验方药

笔者在长期临床实践中研究、总结了一些经验方，其有效性、安全性都得到了认证。以下就常用的 8 个经验方进行介绍。经验方的名称、功效、适应证等详见表 5-0-1。其中，六味骨痹汤、消瘀散已获得国家发明专利。

表 5-0-1　经验方一览

方药名称	功效	适应证	剂型
六味骨痹汤	补益肝肾，强壮筋骨	骨痹	汤、丸剂
腰痹汤	补益肝肾，通痹止痛	腰膝顽痹	汤剂
清痹汤	清热祛湿，舒筋止痛	痛风急性期	汤剂
降浊汤	清热利湿，分清化浊	痛风慢性期	汤剂
消瘀散	活血通络，止痛消肿	急性筋伤	散剂
解毒散	清热解毒，消肿止痛	筋骨热毒	散剂
通痹液	活血化瘀，利湿除痹	腰痹	水提剂
牛膝醇提液	补益肝肾，强筋通络	骨痹	醇提剂

第一节　内服方药

一、六味骨痹汤（丸）

（一）组方　见表 5-1-1。

表 5-1-1　六味骨痹汤（丸）组方

药名	性味	归经	功效	应用	用量（g）
淫羊藿	辛、甘，温	肝、肾	温肾壮阳，强筋骨，祛风湿	筋骨痹痛	10
龟甲	甘、咸，寒	肝、肾、心	滋阴潜阳，益肾健骨	腰膝痿软	20
怀牛膝	苦、甘、酸，平	肝、肾	活血通经，补肝肾，强筋骨，引药下行	腰膝酸痛	12
骨碎补	苦，温	肝、肾	活血续伤，补肾强骨	腰痛脚弱	10
海桐皮	苦、辛，平	肝	通络止痛，杀虫止痒	风湿痹痛	10
生甘草	甘，平	心、肺、脾、胃	益气补中，缓急止痛，调和药性	挛急疼痛	5

（二）方解

1.本方证为肝肾亏虚所致。肾主骨，肝主筋，肝虚则血不荣筋，关节失之滑利；肾虚则骨髓虚衰，故而腰酸腿软。方中淫羊藿壮肾阳、强筋骨，为君药。龟甲为血肉有情之品，补精髓，温寒并用，防过燥热，怀牛膝补肝肾、强筋骨、利水、引药下行，二味为臣药。骨碎补补肾强骨、活血通经止痛，海桐皮归肝经，通络止痛，二味为佐药。甘草益气补中、缓急止痛，并能调和诸药。诸药合用，共奏补益肝肾、强壮筋骨之效。本方甘苦、温寒并用，性平偏温；归经五脏，兼顾阴阳；标本兼治，治本为主。适于治疗腰膝酸痛，而以治疗膝痛为主（骨痹，即骨关节炎）。因补益肝肾需缓补，骨关节炎的软骨病损修复也需要长期服药，故宜服用2～3个月。制丸口服，每日2次，每次10g，饭后服下。

2.方中大部分药味经现代研究证实，对骨关节炎软骨病损有明显的修复作用。以上药味中有些对骨关节炎好发人群的常见并发症也有一定的治疗作用，如降糖、降压、安神、消肿等。

二、腰痹汤

（一）组方 见表5-1-2。

表5-1-2 腰痹汤组方

药名	性味	归经	功效	应用	用量（g）
独活	辛、苦，微温	肝、膀胱	祛风湿，止痹痛	风寒湿痹	10
秦艽	辛、苦，微寒	胃、肝、胆	祛风湿，止痹痛，清湿热	风湿痹痛，拘挛不遂	10
泽兰	苦、辛，微温	肝、脾	活血祛瘀，利水消肿	瘀肿疼痛	10
桑寄生	苦、甘，平	肝、肾	祛风湿，强筋骨，益肝肾	风湿痹痛	10
牛膝	苦、甘、酸，平	肝、肾	补益肝肾，活血祛瘀	肾虚，痹痛	10
熟地黄	甘，微温	肝、肾	补血滋阴，益精填髓	腰膝酸软，遗精耳鸣	10
杜仲	甘，温	肝、肾	补肝肾，强筋骨	腰膝酸痛	10

续表

药名	性味	归经	功效	应用	用量（g）
鸡血藤	苦、甘，温	肝	行血补血，舒筋活络	风湿痹痛，手足麻木	10
生甘草	甘，平	心、肺、脾、胃	益气清热，缓急调和	挛急疼痛	5

（二）方解

1.本方以独活寄生汤加减，加用藤类药治疗痹着日久，致肝肾亏虚、气血不足筋脉阻滞之证。独活为君药，理伏风，祛筋骨之风寒湿邪。秦艽除风湿、舒筋骨，泽兰则可活血祛瘀，共为臣药。桑寄生、熟地黄、杜仲、牛膝祛风湿兼补肝肾，鸡血藤行血补血、舒筋活络，共为佐药；甘草调和诸药，为使药。诸药共用，可使气血得充，肝肾得补，祛风寒湿邪，而得舒筋活络、标本兼治之效。适于治疗腰痹、顽痹、腰腿疼痛诸证（腰椎间盘突出症、腰椎管狭窄症等），7剂为1个疗程，煎汤口服，每日1剂，分2次口服，饭后服下。

2.现代研究证明，方中诸多药味有镇痛、抗炎、消肿、抗衰老、加强免疫等作用。

3.本方常配伍虫类（小型动物）、藤类药物使用。动物药在疑难急诊中有特殊的用途和良好的疗效，孙思邈早有"至于爱命，人畜一也""不用生命为药"的告诫。以前较常用的海马，近年国家进行了管控，现在多用海龙替代。海龙较之海马，药性更强、更经济，打粉用量也为1g。

三、清痹汤

（一）组方 见表5-1-3。

表5-1-3 清痹汤组方

药名	性味	归经	功效	应用	用量（g）
秦艽	苦、辛，微寒	胃、肝、胆	祛风湿，止痹痛，清湿热	风湿痹痛	10

续表

药名	性味	归经	功效	应用	用量（g）
泽泻	甘、淡，寒	肾、膀胱	利水，渗湿，泄热	水肿，小便不利，泄泻	10
苍术	辛、苦，温	脾、胃	健脾燥湿，祛风湿	湿滞中焦，风湿痹	5
川牛膝	微苦、甘，平	肝、肾	活血祛瘀	肾虚，痹痛	10
赤芍	苦，微寒	肝	清热凉血，散瘀止痛	热入营血，跌打损伤	5
甘草	甘，平	心、肺、脾、胃	益气清热，缓急调和	挛急疼痛	5

（二）方解

1.本方从"三妙丸"化裁而来。方以秦艽为君药，重在清热利湿止痛；泽泻、苍术为臣药，协助君药利水渗湿；川牛膝、赤芍活血清热，可防水湿化热，兼有祛除瘀血的作用，加强止痛效果；甘草缓急，调和诸药。此方寒热并用，以寒为主；诸药经归五脏，以脾（胃）、肾（膀胱）为主；祛邪补虚兼顾，祛邪为主；在清利湿热的同时，兼顾止痛解痉。本方用于痛风性关节炎急性期有关节红热肿痛者，用药一般5～7剂。

2.现代研究表明，方中诸多药味有镇痛、解痉、抗炎、解热、利尿等作用，适于治疗关节炎等病症。

四、降浊汤

（一）组方 见表5-1-4

表5-1-4 降浊汤组方

药名	性味	归经	功效	应用	用量（g）
萆薢	苦，微寒	肝、胃	利湿去浊，祛风除湿	膏淋白浊风湿痹	15
土茯苓	甘、淡，平	肝、胃、脾	解毒，除湿，利关节	浊淋，关节挛痛	30
车前子	甘，寒	肾、肝、肺	利尿渗湿	淋证痰热	10
白术	苦、甘，温	脾、胃	健脾利水	脾虚水停	10

续表

药名	性味	归经	功效	应用	用量（g）
桑寄生	苦、甘，平	肝、肾	祛风湿，益肝肾，强筋骨	风湿痹痛，腰膝酸软	10
泽泻	甘、淡，寒	肾、膀胱	利水渗湿，泄热	水肿，小便不利，泄泻	5

（二）方解

1.此方从《医学心悟》的萆薢分清饮加减而来。以萆薢为君，重在利湿去浊；土茯苓、车前子为臣，辅助君药利水渗湿；白术、桑寄生补益脾胃、肝肾，以调动脏腑机能，利水化浊，壮骨除痹；泽泻归经肾与膀胱，作为使药引经利水。诸药归经五脏，利水化浊为主，旁顾兼症；寒温并用，以寒为主；攻补兼施，以攻为主。本方用于痛风性关节炎慢性期、高尿酸血症，用药一般10日为1个疗程。饮片打碎（或打粉装袋）代茶饮更为方便，需要至少3个疗程再复查血尿酸，疗程之间停止服药3～5日。

2.现代研究表明，方中诸药有利尿、镇静、抗菌、降糖、降脂、扩血管、降压、降尿酸等作用。

第二节　外用方药

一、消瘀散

（一）组方　详见表5-2-1。

表5-2-1　消瘀散组方

药名	性味	归经	功效	应用	用量（g）
大黄	苦，寒	脾、胃、大肠、肝、心包	泻下，清热解毒，活血祛瘀，化湿	癥瘕，跌打损伤	10～30

续表

药名	性味	归经	功效	应用	用量（g）
丹皮	苦、辛，微寒	心、肝、肾	活血散瘀	跌扑损伤	4-6
白芷	辛，温	肺、胃	止痛，消肿排脓	痛症，疮疡肿毒	4-6
姜黄	辛、苦，温	肝、脾	破血行气，通经止痛	胁痛，腹痛，风湿痹痛	4-6
香附	辛、苦、甘，平	肝、三焦	疏肝理气止痛	风寒湿痹，胁肋胸腹胀痛	8-12
蒲黄	甘，平	肺、肝、肾	化瘀止血	瘀滞痛症	4-6
赤芍	苦，微寒	肝	散瘀止痛	跌打损伤	4-6
栀子	苦，寒	心、肝、肺、胃、三焦	凉血解毒，泻火除烦	扭挫伤，痈肿疮毒	8-12
羌活	辛、苦，温	膀胱、肾	解表散寒，祛风渗湿	风寒湿痹	1-4
薄荷	辛，凉	肺、肝	疏风散热，解郁，透疹	胸闷胁痛	1-4

（二）方解

1. 方中大黄为君，能凉血解毒、活血通经；姜黄、香附为臣，行气活血止痛，配以薄荷清凉走表为使。诸药相伍，共奏行气活血、消瘀止痛之功。并能有效防治瘀血化热。现代研究证实，大黄、香附、薄荷还具有抗炎功能，姜黄、香附、薄荷具有镇痛作用，能止血、抗炎，改善微循环。诸药共伍，能起到通气血、止疼痛、消肿胀的治疗效果，主治急性软组织损伤（血瘀证）。

2. 制备方法：将大黄、丹皮、白芷、姜黄、香附、蒲黄、赤芍、栀子、羌活、薄荷按配比混合研细末，过筛 80～100 目。

3. 用法取药粉加水、食用米醋、酒、蜂蜜适量，调成膏状，敷在损伤处，厚度 0.5cm，药膏面积比肿胀面积略大，用专用胶纸敷盖，必要时包扎固定；或制成巴布剂、涂膜剂。每日换药 1 次，疗程 5 日。有皮损及过敏史者禁用。

二、解毒散

（一）组方　详见表5-2-2。

表5-2-2　解毒散组方

药名	性味	归经	功效	应用	用量（g）
天花粉	苦，微寒	肺、胃	解毒，消肿	热毒炽盛	15
大黄	苦，寒	脾、胃、大肠、肝、心包	泻下，清热解毒，活血祛瘀，化湿	癥瘕，跌打损伤	10
黄柏	苦，寒	肾、膀胱、大肠	清热泻火解毒，利湿	痤疮肿毒	10
姜黄	辛、苦，温	肝、脾	破血行气，通经止痛	胁痛腹痛，风湿痹痛，疮痈	5
白芷	辛，温	肺、胃	止痛，消肿排脓	痛症，疮疡肿毒	5
厚朴	辛、苦，温	脾胃、肺、大肠	行气，燥湿，消积	肠胃积滞，脘腹胀满	5
陈皮	辛、苦，温	肺、脾	理气健脾，燥湿化痰，行气止痛	脘腹胀痛等	5
苍术	辛、苦，温	脾、胃	燥湿健脾，祛风湿	风湿痹痛等	5
天南星	辛、苦，温	肺、肝、脾	燥湿化痰，消肿止痛	中风，痈肿疮疖	5
甘草	甘，平	心、肺、脾、胃	益气清热，缓急调和	腹痛	3

（二）方解

1.解毒散的组方出自明代《外科正宗》的金黄散（如意金黄散），因无商品药采购，故更改方名后作为院内制剂应用。笔者在运用原方20年后，根据自己的经验做了大范围剂量上的调整（主要是对主药减量），使配方更加经济（减低费用33%），经临床观察，新方在减量后疗效没有减弱。

2.方中天花粉排脓消肿，为君。大黄清火泻热毒、活血水肿、行瘀血，治痈肿、疮疔等，黄柏清热燥湿、解毒消肿，共为臣药。姜黄行气破瘀、止痛，白芷散湿止痛、消肿排脓，共为佐药。苍术燥湿辟秽，厚朴燥湿消痰，陈皮燥湿化痰，天南星燥湿化痰、消肿散结，且有箍集围聚作

用，甘草缓急止痛、解毒，且能调和诸药，均为使药。解毒散的功效是清热解毒、消肿止痛，适应证主要是跌打肿痛、热毒内蕴诸证，

3.本制剂是散剂（或称粉剂，系饮片研粉），常调成药膏外敷，也可溶成药水湿敷，还可煎汤熏洗。红肿、烦热、疼痛，用清茶调敷；漫肿无头，用醋或葱酒调敷；亦可用植物油或蜂蜜调敷；调敷厚度 2 ～ 3mm；也可溶在开水中湿敷。敷药每次 6 小时，可一日数次。

4.现代研究表明，方中药味有镇静、镇痛、舒筋、改善血液循环、止血、防血栓、消水肿等作用。

三、通痹液

（一）组方 详见表 5-2-3。

表 5-2-3 通痹液组方

药名	性味	归经	功效	应用	用量（g）
桃仁	苦、甘，平	心、肝、大肠	活血祛瘀	跌打损伤	10
红花	辛，温	心、肝	活血通经，消肿止痛	跌打损伤	10
丹参	苦，微寒	心、肝	凉血消肿，活血化瘀	瘀血证，心悸失眠	15
三七	甘、微苦，温	肝、胃	化瘀止血，活血定痛	瘀滞疼痛，跌打损伤	5
土鳖虫	咸，寒，小毒	肝	破瘀血，续筋骨	筋骨折伤，腰肌劳损，扭伤	10
大黄	苦，寒	脾胃、大肠、肝、心包	泻下，清热解毒，活血祛瘀	癥瘕，跌打损伤	10
乳香	辛、苦，温	肝、心、脾	活血行气止痛，消肿生肌	跌打损伤，去腐生肌	5
伸筋草	辛、苦，温	肝、脾、肾	舒筋活血，消肿	跌打损伤，瘀肿疼痛	10
防己	辛、苦，寒	肾、膀胱、脾	利水消肿，止痛，祛风湿	痹证，屈伸不利，筋骨疼痛	10
黄芪	甘，微温	肺、脾	利水消肿，托疮生肌，补气	消肿，倦怠乏力	15
川芎	辛，温	肝、胆、心包	活血行气，祛风止痛	血瘀气滞痛症	10

（二）方解

1.本方善治瘀滞湿阻型腰痹。以桃仁为君，加上臣药红花和丹参，重在活血祛瘀、通络舒筋；佐以三七和土鳖虫以加强活血祛瘀作用；以防己除湿，加上大黄、乳香、伸筋草、黄芪、川芎为使，取其辛透之性，用以补气补血、祛瘀通络，直达病所。取其水提液外用，尤其用中医定向透药仪于腰部病患处透药，疗效更佳。

2.现代研究表明，方中诸多药味有活血通经、利尿、降压、镇痛、镇静、防止血栓等作用。

四、牛膝醇提液

（一）组方

怀牛膝。

（一）方解

1.怀牛膝味苦、甘、酸，性平，归肝、肾二经，有活血通经、补肝肾、强筋骨、引药下行的功能。常用于治疗腰膝酸痛，是治疗（膝）骨痹应用最多的中药。

2.剂型为醇提液。依据《中国药典》浸渍法，1000g 粉碎的怀牛膝，置有盖容器内，加入 400mL 50% 乙醇（无水乙醇配制），密盖，振荡，浸渍 7 日，取上清液；再加入 300mL 50% 乙醇液，依法浸渍 7 日，再次倾取上清液后加入 300mL 50% 乙醇液，依法浸渍 7 日，最后取出上清液。合并浸出液，静置 24 小时，过滤，即得牛膝乙醇提取液。

3.用法为外用，主要用于中医定向透药治疗仪透药。用纱布垫浸湿药液，正极极板垫于纱布垫上，置于患处，另一极板及纱垫置于患处肢体的对侧，每日 1 次，每次 25 ～ 30 分钟，每个疗程 1 周。

4.注意事项：乙醇过敏者禁用；每个疗程不宜太长，如果实施多个疗程的治疗，则每个疗程之间应间歇 3 ～ 5 日。

学术传承与发展

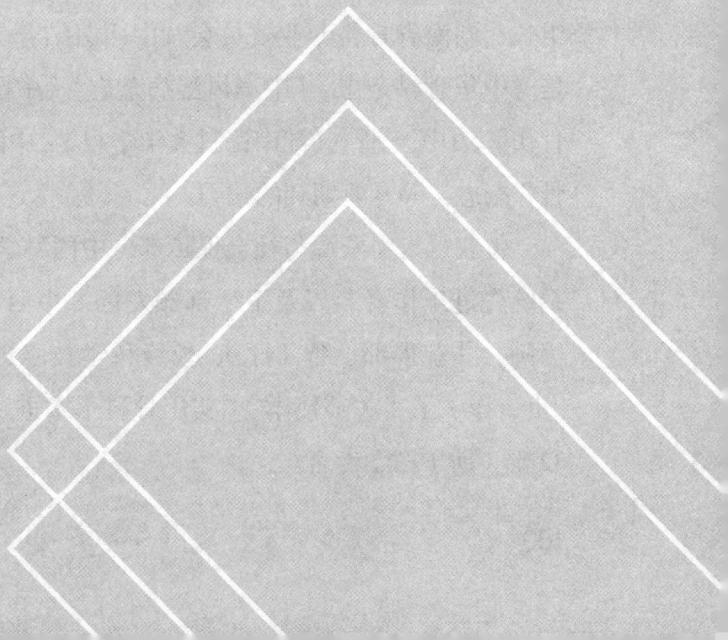

第一节　传承脉络

一、导师孙材江教授

笔者早年师从孙材江教授，系统学习了创伤骨科及中西医结合骨伤科技术，在导师的指导下，与导师共同出版了《实用骨内科学》《实用骨伤科手册》等骨伤科专业著作。孙材江教授是全国第一批西医学习中医的专家和湖南省首批"名老中医"，从事骨科专业医教研工作 65 年，尤其是创伤、骨病专业，擅长骨折、脱位、骨关节化脓性感染和骨肿瘤的防治，对骨质疏松症、非化脓性关节炎、颈肩腰腿痛综合征等的临床研究和防治均有很深的造诣和独特见解。孙材江教授在国内最先开展关节镜诊疗工作，最早引进、研制和应用"庆大霉素珠链"治疗骨关节化脓性感染，创建了湖南省第一家"创伤骨科研究所"。孙材江教授擅长以中西医结合的原则和方法，特别是"非手术疗法""有限手术方法"（后称"微创手术"）治疗骨科创伤和疾病，在全国最早提出建立和发展"骨内科"的学科建设观点并努力实践。

孙材江教授在全国骨科界，尤其是中西医结合骨伤科领域享有很高的学术地位，先后担任了中华医学会骨科学分会常委、中南六省骨科协作组组长、湖南省骨科专业委员会及中西医结合骨伤科专业委员会主任委员，是《中华骨科杂志》《中华风湿病杂志》《中国脊柱脊髓损伤杂志》《中国骨伤》《中医正骨》《湖南医科大学学报》《中国中西结合外科杂志》《临床骨科杂志》等专业期刊的编委。

曾获得人力资源与社会保障部、中国科学技术协会颁发的"全国科协系统先进工作者"以及卫生部颁发的"中西结合科研三等奖"等称号和奖励，共获得部、省（厅）、校级科学技术进步奖及教学奖 20 项。主编（审、译）了《关节镜学》《实用骨科手术进路图解》《实用骨内科学》等32 部（册）医学专著。

孙材江教授还强调，医学思想和行为均应以医德为基准，以哲学思想为指导，顺应"医学模式"的转变。

二、师承及研究生培养

笔者的传承主要途径，包括师承培养（4人）、研究生培养（12人）。传承结构如附图 –1，师生之间形成了良好的合作网络（附图 –2）。

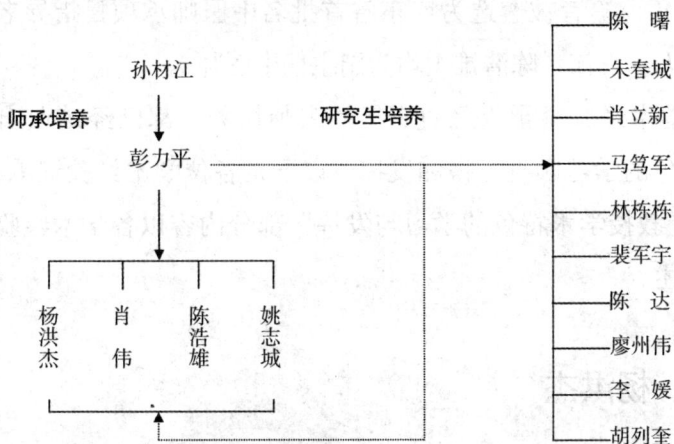

附图 –1　彭力平教授传承脉络

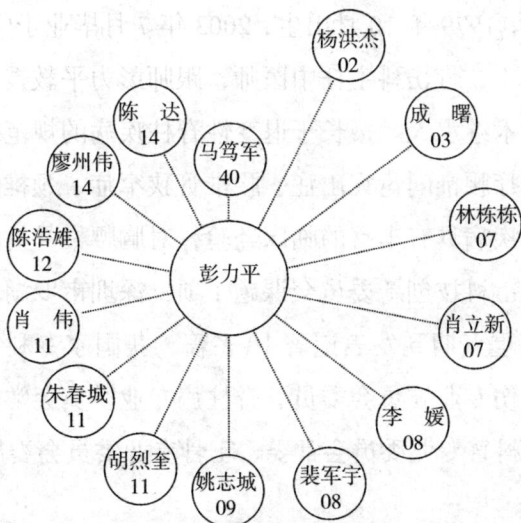

附图 –2　作者合作网络（根据《知网》论文合作次数统计）

第二节　学生学习心得与发挥

2011 年，笔者被遴选为深圳市名中医药专家学术经验继承工作指导老师，杨洪杰主任中医师成为第二批培养的继承人。2017 年，姚志城副主任中医师成为第四批培养的继承人。

2015 年，笔者被遴选为广东省首批名中医师承项目指导老师，招收继承人 2 人：肖伟、陈浩雄（均为副主任中医师）。

4 位学术经验继承人经过 3 年的跟师培养，都已经结业出师，对笔者学术特色的学习颇有心得和发挥，以下是各位学术经验继承人的简述。"对彭力平教授学术特色的学习与发挥"部分内容以各学术经验继承人第一人称叙述。

一、杨洪杰

（一）基本情况及特长介绍

杨洪杰，男，1979 年 10 月出生，2003 年 7 月毕业于广州中医药大学，中医骨伤科学硕士，骨伤科主任中医师，跟师彭力平教授 3 年，为深圳市第二批名中医学术继承人。擅长于退变性脊柱疾病的规范化诊治，应用中西医结合方法治疗腰椎间盘突出症、腰椎管狭窄症、颈椎病、胸腰椎骨折等脊柱骨科常见疾病具有丰富的临床经验，对胸腰椎骨折的诊疗具有深入研究。主持深圳市科技创新委员会课题 1 项，深圳市罗湖区科技创新局课题 2 项，在国内重点期刊发表论著 10 多篇，获国家专利 1 项。兼任深圳市中医药学会骨伤专业委员会委员、脊柱病专业委员会常委、运动医学专业委员会常委、科普专业委员会常委、正骨专业委员会委员。

（二）对彭力平教授学术特色的学习与发挥

2012年，深圳市开展第二批名中医学术继承活动，我有幸参加了遴选，并最终正式成为彭力平教授的学术继承人。作为毕业了10年的中医骨伤科主治医师，之前对中医骨伤科的理论学习仍有许多欠缺及漏洞，跟随老师开展了3年的中医骨伤临床实践让我受益匪浅。其中感受最深的是对胸腰椎压缩性骨折、膝骨关节炎等骨伤科疾病的认识水平有了大幅提高。

1. 中西医结合的思考　中西医结合提出了几十年，从学科体系的构建来看，国家一直实行中医、西医、中西医结合三种医学体系并行，而中西医结合作为一种新的医学体系，最具活力和潜力。中西医结合的目的是中西医优势互补、扬长避短、相辅相成、提高疗效，更好地为人民服务。从历史的角度审视，中医和西医都是科学的医疗体系和技术，是世界人民共同拥有的财富。在尚天裕等老前辈的带领下，我国骨伤科的中西医结合工作在半个世纪前曾走在全世界的前列，前辈们也做了很多卓有成效的探索研究工作。但我们仍应认识到，直至目前，骨伤科中西医结合的水平还不够高，发展还很不平衡，很多医院的中医骨伤科除了保留部分手法复位及夹板固定等一般项目外，在追随西医骨科的手术之路上渐行渐远，并非说中医骨伤科医生不要手术，而是应该在发扬中医骨伤科既有传统优势下，将中医骨伤科理论进行推广并加以应用，最大程度减轻患者的痛苦和负担。如果说骨伤科中西结合的最终目的是创建中国式的骨伤科，那么，我们还有很长的路要走。

2. 外治与内治兼顾　骨伤科的"外治"经常被认为就是中药外治和手术疗法，骨伤科医生对需要非手术治疗（内治）的患者会有些漫不经心及束手无策。导致这个现象的主要原因是中医骨伤科医生对非手术治疗手段的认识和重视不够所导致的。中医骨伤科是一门历史悠久的学科，在非手术治疗方面有着深厚的底蕴和系统的疗法，并有着良好的疗效。作为一名中医骨伤科医生，更应该继承和发扬非手术疗法的专长，在跟随彭力平教授临床实践的 3 年中，我深刻体会到了外治、内治并重的重要性，现举例阐述如下。

（1）关于胸腰椎压缩性骨折的治疗原则：彭力平教授总结胸腰椎压缩性骨折治疗具有治未病、早期整复、标本同治、综合论治四大原则。

治未病：凡病皆有征兆，因此治疗疾病最好的方法即是将疾病扼杀在萌芽之中或是在疾病尚未发生时，杜绝容易引起疾病的一些不良因素。

早期整复：胸腰椎压缩性骨折早期易于整复，治疗效果好，彭力平教授总结胸腰椎压缩性骨折最佳整复时机为伤后 3 日以内，一般在腹膜后血肿刺激症状消失后开始。

标本同治：新鲜胸腰椎压缩性骨折患者以疼痛、腹胀、便秘等为主要症状，治疗应以快速止痛、行气通便治其标，而疾病的根源在于椎体骨折本身，应通过及早有效的复位解决问题，早期的手法整复、外治最为重要！

（2）治疗胸腰椎压缩性骨折用药经验：彭力平教授认为骨折后疼痛主要是由于骨脉痹阻、气滞血瘀，而活动障碍则是由于筋骨失养、关节失司所致。对于脊柱骨折的中药治疗，应针对其相关证候进行辨证施治。

①早期治疗：早期剧烈疼痛、大便秘结、小便不利之症旨归因于"瘀血"，可采用大成汤进行治疗；气滞明显者，治宜行气活血、消肿止痛，方用复元活血汤；瘀血阻滞、膀胱气化失调，治宜活血祛瘀、行气利水，方用膈下逐瘀汤合五苓散；腑气不通，治宜攻下逐瘀，方用桃核承气汤。

②中期治疗：中期以瘀未尽去、新骨始生为特点，《医宗金鉴·正骨心法要旨》载："若瘀血已去，复元通气散加当归调之。"

③后期治疗：后期以筋骨未坚、肝肾亏虚为特点，治宜补益肝肾、调养气血。临床实践中三期辨证最为重要，是患者复位后快速康复的重要保障。

（3）胸腰椎压缩性骨折预防和调护经验：彭力平教授认为腰背肌功能锻炼不仅是促进功能恢复的主要手段，更是骨折复位的重要组成部分，可以达到复位治疗与促进康复的双重目的。坚持背伸肌锻炼可以改善全身血液循环，在早期消除全身不适的症状，促进食欲，增强体力，明显减少或避免骨折后遗症如慢性腰痛等的发生。应遵循早期开始、循序渐进、持之以恒、因人而异、力量和耐力训练并重的原则。在实际临床实践中，术后的康复锻炼对于患者缓解骨折的筋肉疼痛、缩短治疗周期有重要作用，中医内外治兼顾的理念在胸腰椎骨折的临床实践中体现得淋漓尽致！

3. 中医骨伤科辨证理论　辨证论治是中医学的特点和精髓，而中医骨伤科学又有其自身的特点，特别强调筋骨并重的理念。彭力平教授对筋骨辨证思想尤为重视，并特别强调局部辨证的重要性。现就彭力平教授对膝痹的临床研究理论加以阐述。

根据中医伤科学"皮—肉—筋—骨"病程演变理论，彭力平教授认为，在膝痹的病情发展过程中，"骨"痹只是膝痹的最终结果，而筋的退变却是膝痹发展过程中的前期阶段。当风、寒、湿等外邪侵袭膝关节时，膝关节周围环境的平衡状态被打破，或因素体筋脉空虚，而致内在无形之虚邪（血虚生风、阳虚生寒、阴虚生热）同气相求，合并侵犯，机体正气抗邪，正邪相争，本虚标实，内外合病，从而导致"筋痹"的发生。肝主筋，肝血虚则筋不得养。《素问·上古天真论》曰："肝气衰，筋不能动。"因此从肝论治膝骨痹，符合膝骨痹的病机特点，可达事半功倍的效果。从肝论治膝骨痹，以增龄劳损、肝肾亏虚、筋骨虚弱为膝痹发病的基础，外邪侵犯肢节筋肉，导致筋肉退变，久病而伤骨为膝痹的主要发病机制，故"筋痹"是膝痹的病变核心，从肝论治膝痹具有可靠的理论基础。

局部辨证是围绕病变部位进行辨证的方法，当局部病变表现突出或全身症状不典型时，可通过局部辨证判断疾病的病因、病性、病势等。骨伤科疾病多为局部病变，疾病的外相必然主要从局部表现出来，治疗方法也多是局部施治。彭力平教授论治膝痹时，非常重视局部辨证，以瘀血阻络证膝痹为例，患者可见关节刺痛、痛处固定、活动不利等症状，如从全身辨证入手，有时辨证准确度不高，彭力平教授着重从疼痛性质、疼痛诱发及缓解因素、关节局部肿胀及发热情况、患处皮肤颜色及外观是否畸形等方面入手，基本可以决定膝痹的证型。当然，全身整体辨证也是不可或缺的，必须互参。

二、肖伟

（一）基本情况及特长介绍

肖伟，江西赣州人，硕士研究生，先后就读于江西中医药大学、广州中医药大学骨伤专业，2009年7月入职深圳市中医院骨伤科，先后师承卿茂盛、彭力平教授，现为骨伤科副主任医师。擅长诊治四肢骨折、足踝及创伤后骨关节畸形等疾病，正骨手法精湛，精于运用中药治疗颈肩腰腿痛。

（二）对彭力平教授学术特色的学习与发挥

名老中医的临床经验、学术思想是中医药专家经过多年的实践，反复检验证实有效的中医药智慧结晶，代表中医实践的最高水平，继承、整理他们的学术思想及临床经验具有重要的现实意义。彭力平教授是广东省名中医，其学验俱丰，在中医骨伤科，特别是在痹证的病因病机、辨证辨病及遣方用药上形成了自己独特的学术思想。笔者师承彭力平教授3年，结合跟师所得及自己临证经验，总结出如下几点体会。

1. 骨痹病的病因病机 彭力平教授认为骨痹是个多因多果、多虚多瘀多郁的疾病，年老体衰为本病发生的主要病因，并与肝、脾、肾功能衰弱密切相关；风、寒、痰、湿、瘀为重要致病因素，且痰、湿、瘀又可成为肝、脾、肾等脏器功能失调的病理产物，这贯穿于骨痹发生发展的整个病程，致使病程缠绵，顽固难愈。中老年人脏器俱虚，尤以肝肾亏虚为主，兼有脾虚、气血虚。肝藏血，主疏泄，主筋；肾藏精，主骨生髓；脾主运化、统血，在体合肌肉、主四肢。三者在生理上相互资助、相互促进，在病理上也相互影响。肝脾肾虚、气血营卫不调时，筋骨失养，腠理疏松，风寒湿邪易乘虚而入，水湿、痰浊及瘀血又可与外邪相合，阻闭经脉，深入骨骼，发生骨痹。骨痹日久，则耗气血，循经内舍脏腑，影响脏腑及奇经功能，最终形成恶性循环。

故彭力平教授提出多虚、多瘀、多郁为骨痹的主要病机，指出其治疗原则为调肝补肾、通补奇经、畅达气血，较全面地体现了中医学对本病的认识。

2. 痹证辨证重视运用奇经、络病学说　辨证乃中医学的特点和精髓，骨伤科也是中医学的重要分支之一，其辨证自然离不开三阴三阳、六经辨治体系，仍然遵循首辨表里、里邪出表、阴病转阳的施治规律。但是骨伤科疾病多由外力所致，不能完全按六经、脏腑、八纲辨证方法处理。彭力平教授临证时，在整体辨证诸法相参基础上尤为重视结合奇经、络病辨证，认为骨痹多为脏腑病变累及奇经，或禀赋不足奇经自病累及脏腑发病，具有久病久痛不愈、症见繁多及常规治法不效等特点，需详察病位、循经辨证，辨诱发外邪因素、病程久暂、络形络色、络气病、络血病等。奇经八脉是人体四维结构系统，任督二脉总司十二经脉及奇经八脉气血阴阳的动态平衡；冲脉为纵轴，统率和调节十二经脉的气血；带脉为横轴，可固摄脾肾精微，约束肝胆疏泄，使气机升降有序；阴阳维脉维络诸阴诸阳经，为一身之纲维，有调节气血运行的功能；阴阳跷脉管理同侧的经脉，统调人体的运动功能，与卫气运行有密切联系。奇经病变、络病有独特的表现，审视整体，结合奇经、络脉生理病理特点，灵活运用，更进一步体现了中医学的整体观念。

3. 痹证遣方用药注重调补肝肾、通补奇经　彭力平教授临床诊治颈肩腰腿痛用药时，补益类药物常用鹿角霜、龟甲、淡菜、杜仲、山茱萸、肉苁蓉、牛膝、川续断、熟地、生地、川芎、当归、丹参、柏子仁、生晒参、茯苓、山药、麦冬、附子、干姜（生姜）、肉桂等，另外选配柴胡、细辛、赤芍、香附、葛根、桂枝、防风、徐长卿等药物。同时根据病情轻重、新旧，习惯选用海龙、乌梢蛇、白花蛇、土鳖、全蝎、蜈蚣等动物类药。

本人阅览大量汉、唐、宋及明清医方古籍，发现彭力平教授深得孙思邈、叶天士理论精髓，注重运用鹿角霜、龟甲、淡菜、杜仲、山茱萸、肉苁蓉、牛膝等药填补肝肾精血，填补奇经，配合柴胡、葛根、桂枝、防风、徐长卿等祛外邪、开阖枢、畅达气血，进而有助于肝肾阳气舒发；同时用飞虫走兽类药物增加通络功效。

彭力平教授用药理念，是基于叶天士"奇经八脉，隶于肝肾为多""肝肾内损，渐及奇经诸脉"及《内经》中肝肾同源理论，结合王旭高肝病证治理论及以李东垣为代表的历代医家风药学说，形成了调补肝肾与通补奇经并举治本，辛润通络、风药祛邪开郁治标的用药特色。

治风药具有芳香辛燥、善行多动特性，与补益、活血药物配伍可产生良好的增效作用，其功用不仅仅局限于解表散邪，其在调节人体脏腑经络、调畅气机、气血津液及水湿运化代谢方面有着重要的意义。

本人临床工作中以彭力平教授经验理论为指导，侧重运用六经八纲辨证法，擅长从肝、痰饮瘀论治骨科各类痛证，比如虚寒型骨质疏松症患者以补胃汤加减（防风、柏子仁、细辛、肉桂、橘皮、川芎、人参、吴茱萸、杜仲、牛膝、肉苁蓉、干姜），颈性眩晕以白术附子汤加减（附子、细辛、山萸肉、干姜、山药、防风、白术、肉桂、葛根），临床效果显著。

4. 重视本草文献及基础研究　彭力平教授精研本草及方书，研读《外台秘要》《千金要方》《太平圣惠方》等时发现，在治疗膝骨痹的中药中，牛膝使用频率极高。《神农本草经》中已记载了牛膝的适应证，言其"主寒湿痿痹，四肢拘挛，膝痛不可屈，逐血气"。但是自南北朝后配伍运用，牛膝多为辅药，功专引血引火下行。万物之本，不可不察也，通过文献、古方书研究，彭力平教授认为牛膝能够兼顾膝骨痹治疗的各个方面，既补肝肾亏虚，又祛瘀滞湿热，标本兼治的同时还能"引经"，且绝非只能扮演"引经"的角色。

随后的一系列基础研究也证实牛膝醇提物能有效刺激软骨损伤兔软骨细胞增殖，提高Ⅱ型胶原表达；能改善关节粘连，促进体外软骨细胞的增殖和蛋白合成，恢复软骨基质成分，稳定潮线结构，修复软骨损伤；能够通过诱导兔BMSCs成软骨分化。临床研究发现，牛膝醇提物透入疗法可有效减轻膝骨性关节炎患者负重痛，降低WOMAC评分、BLOKS滑膜炎及关节积液积分。

5.重视外治与功能锻炼兼顾　清代吴师机提出"外治之理即内治之理，外治之药亦内治之药，所异者法尔"。中医的外治包括敷贴、推拿正骨、中药熏蒸等方法。彭力平教授擅长运用弹筋手法、激发点针刺治疗疼痛，随后依据患者体质、病程、病位病性、痹痛性质与程度，辨证地选择相应外治法，尤为推崇中药熏洗、中药热奄包治疗，其方药多采用桂枝、威灵仙、防风、川乌、草乌、荆芥、徐长卿等辛香温燥类风药，其祛风散邪、通络止痛疗效显著，且具有直达病处、简便易廉的特点。对于关节肿痛、屈伸不利明显者，多外敷消瘀散，该方为彭力平教授经验方，在一系列的动物实验及临床研究中均已获得肯定的结果。

本人在临床工作中，注重调动患者的主观能动性，针对不同骨折筋伤、骨痹，截取易筋经、少林内功相应内容指导患者进行功能锻炼，以力带气，气贯四肢，呼吸自然，以气导力，以求达到疏筋止痛、柔筋养精、强筋束骨利关节的目的，疗效显著。

彭力平教授勤求古义，博采众家之所长，师古而不泥古，时刻坚持在继承中求创新、在探索中求发展的理念，不断用现代医学的理论技术丰富中医骨伤科学。在牛膝醇提物、消瘀散的相关研究与应用以及骨痹病因病机认识、奇经络病辨证和用药的思路方面，均体现了其独到的学术思想及科研创新精神，值得临床医师借鉴与发扬。

三、陈浩雄

（一）基本情况及特长介绍

陈浩雄，骨伤科副主任中医师。男，2004年毕业于广州中医药大学中医临床学（骨伤）专业，本科学历，学士学位。广东省第一批名中医学术经验继承人，现在广州中医药大学深圳医院骨伤科工作，从事骨伤科工作16年。兼任世界中医药学会联合会骨质疏松专业委员会、骨关节疾病及针刀专业委员会委员，中国中医药研究促进会创伤委员会委员，广东省老年保健协会中医骨伤专业委员会委员，广东省中西医结合学会骨科微创专业委员会委员，深圳市医学会脊柱外科专业委员会委员，深圳市中药医学会运动医学专业委员会常委，深圳市中药医学会疼痛专业委员会委员。对腰椎间盘突出症、颈椎病等脊柱相关疾病、四肢创伤、多发性骨关节损伤、骨关节退行性变等常见疾病的中西医治疗及微创治疗具有丰富的临床经验，主持省、区课题 2 项，作为主要参与者参加市、区级课题 3 项，发表学术论文 10 余篇。跟师学习期间，对补肝肾、强筋骨中药治疗老年骨关节炎有较多的临床及实验研究。

（二）对彭力平教授学术特色的学习与发挥

彭力平教授在中医药防治骨痹的基础与临床方面开展了深入的研究，对骨痹中医辨证治疗提出了自己的见解，有着鲜明的特色。本人跟师 3 年，深入研究、学习彭力平教授临床辨证论治、遣方用药经验、学术观点等，现将相关经验和观点归纳为以下五个方面。

1. 学术经验的理论渊源　彭力平教授从事中医骨伤科专业 30 余年，对古医籍有深入的研究，对古医籍中关于骨痹的论述非常熟悉。彭力平教授认为骨痹的发病原因多是外感风寒湿之邪，而内有本虚之因。正如《灵枢·百病始生》中曰："风雨寒热不得虚，邪不能独伤人。"《灵枢·五变》所言"粗理而肉不坚者，善病痹"，说明骨痹的病因主要是虚易致痹。另有《济生方》曰："风寒湿三气杂至，合而为痹，皆因体虚，腠理空疏，受风寒湿气而痹也。"也都论述了骨痹的病因。彭力平教授认为膝骨痹病机为本虚（肝肾亏虚）、标实（寒湿阻痹、湿热痹阻、瘀血内阻），也说明了诸虚内存、正气不足是其发病的内部原因。还有就是膝骨痹与脏腑的关系，彭力平教授认为膝骨痹与肝、肾联系非常紧密。正如《黄帝内经》记载，肝主筋，肾主骨，肝藏血主筋，肝血充盈，筋得濡养则强壮柔韧，筋强则能束骨以利关节；肾藏先天之精血，肝主疏泄，淫气于筋，促进精血对筋骨的营养作用，以利于关节正常的功能。随着年龄的增长，肝肾渐衰，肾精亏，骨失滋养，骨骼枯槁，退化变性；肝血虚，筋失荣养，则筋肉拘挛、关节僵硬。《张氏医通》记载："膝为筋之府。"彭力平教授在这方面也特别有研究，经常教导我们说，"在膝骨痹的治疗上，关键在于抓住本虚标实的特点，从补益肝肾入手，兼顾祛风除湿"。

2. 重视膝骨痹的内、外兼治　辨证论治是中医的精髓，彭力平教授将膝骨痹分型为气滞血瘀、寒湿痹阻、湿热阻络、肝肾亏虚四型。对于气滞血瘀型，治以活血行气、通络止痛，彭力平教授常重用活血行气之药，常在桃红四物汤的基础上加用三七、续断、牛膝等；寒湿痹阻型，治以温经散寒、除湿止痛，喜用川乌、附子等温经散寒之品及徐长卿、桑枝等舒筋活络之品；湿热痹阻者，以清热疏风、除湿止痛为法，大秦艽汤加减，忌用川乌、附子等辛热之品，常加用大黄、黄柏等清热凉血之药；而对于肝肾亏虚者，分偏阴或偏阳，偏阴虚者用左归丸加减，喜加用肉苁蓉及鹿角霜等滋润厚重及血肉有情之品，偏阳虚者用肾气丸加减，喜用巴戟天、淫阳藿、仙茅等温补肾阳之药，以鼓舞肾气、流通气血，则经络痹阻自通。《类证治裁》之"总以补肾助真元，宣通经络，使气血流通，痹自已"即为此意。此外，彭力平教授还特别重视牛膝补肝肾、强筋骨的功效及应用，彭力平教授查阅了很多古医籍和相关文献，发现在治疗膝骨痹的中药中，牛膝的使用频率非常高。牛膝归肝、肾经，具有补肝肾、强筋骨、活血通经、引血下行的功效。彭力平教授组织我们进行了相关的课题研究。在牛膝醇提物透入治疗膝骨关节炎的临床对照研究中，通过中频电疗仪将牛膝醇提物导入膝骨关节炎患者膝部以直达病所，研究发现治疗组能更有效地降低疼痛程度及改善关节活动功能。

中医自古以来便有"内病外治"的理论渊源，清代吴师机就提出了"外治之理亦即内治之理"的理论，阐明了内治与外治的一致性。为此，彭力平教授提出，骨痹疾病特别适合中药封包外敷治疗，中药外敷既可以避免口服药通过肝、肾代谢给肝、肾带来的损害等副作用，又能避免肝的"首过效应"及胃肠道破坏所带来的药效的减弱，而且外用药还能够保持局部稳定而较高的血药浓度，临床工作中患者非常愿意接受。在彭力平教授的指导下，我们应用中药辨证外敷治疗膝骨痹，并进行了立项研究，对气滞血瘀型的病例运用"消瘀散"外敷，对寒湿痹阻型的病例运用"通痹散"外敷，对湿热阻痹型的病例运用"解毒散"外敷，通过在临床上的大量应用，取得了很好的疗效。

3. 重视筋骨辨证 膝骨痹是肝肾亏虚、筋骨失养所致。从肝肾论治膝骨痹，符合膝骨痹的病机特点。在疾病早期往往是筋痹，多因外在的风寒湿邪侵袭，然素体多有筋脉空虚，本虚标实，内外合病而致筋痹。筋痹失治久治而渐发展为骨痹。《素问·上古天真论》曰："肝气衰，筋不能动。"肝主筋，肝血虚，则筋不得荣养。《张氏医通》中讲"膝为筋之府"，现代医学认为膝关节附近韧带、肌肉痉挛或代偿性肥厚，使膝关节出现力学平衡失调而发生关节退变、软骨（也属于"筋"的范畴）剥脱，最终发生骨关节炎。也说明了中医理论中筋"束骨、利关节"的作用。正由于此，彭力平教授提出了治疗膝骨痹要进行经筋辨证，根据经筋的循行分布，循经筋方向仔细探查，观察经筋所过部位筋肉组织的挛、急、弛、纵、痿等病理改变情况。由于经筋病变具有疼痛和结节等组织改变的特点，检查时遵循以痛为腧和以病灶为腧的方法，对膝关节周围的经筋病变进行定位及定性，以确定经筋病灶的选择。以膝骨关节炎经筋辨证理论为指导，根据膝关节周围的病灶反应点，在上述辨证外敷基础上加入经筋辨证，取结筋病灶点。根据经筋自四肢末端向心性循行分布的规律，足三阳、足三阴经筋均在膝、踝、髋等处结聚的特点，分别沿各经筋循行寻找受损的筋结点，即结筋病灶点，每次取 2～5 点。在彭力平教授的中医经筋理论指导下，我们进行了中药经筋辨证治疗膝骨关节炎的临床观察，经筋外敷疗法与常规中药外敷作比较，疗效优于对照组，临床疗效满意。

4. 急则治其标、缓则治其本及重用藤类药物 膝骨痹为临床所见，一般膝骨痹患者以慢性迁延反复发作疼痛为主，在风寒湿邪或外伤诱因下可急性发作，造成筋脉阻滞，气血瘀滞，关节不利，不通则痛。依据中医"急则治其标、缓则治其本"的治疗原则，急性期可在辨证的基础上重用活血止痛药，温经散寒除湿的川乌、附子，或清热除湿的大黄、黄柏等清热凉血之药。而对膝骨痹慢性期的治疗，彭力平教授则喜以补肝肾、强筋骨、舒筋通络、祛风除湿为法，重用藤类药物。藤类药为藤蔓之属，可通经入络止痛，由此，彭力平教授制定了膝骨痹慢性期的基本方药：威灵仙 15g，杜仲 10g，牛膝 10g，桑寄生 15g，络石藤 15g，海风藤 15g，鸡血藤 15g，伸筋草 10g，川芎 10g，当归 10g，白芍 10g。方中威灵仙祛风湿、行经脉、通络止痛，走而不守，通达十二经络。络石藤通络止痛、凉血清热、解毒消肿；海风藤祛风湿、通经络、止痹痛；鸡血藤补血活血、通络；伸筋草祛风散寒、除湿消肿、舒筋活血；当归既能补血，又能行血，有消肿止痛之功；白芍酸寒入肝，可养血敛阴、柔肝止痛、荣筋、消肿、止痛，相得益彰，为臣药。川芎为血中气药，活血行气、散瘀止痛，辅助当归养血行血，辅助白芍益肝气、养肝阴，兼可疏肝解郁；杜仲补肝肾，强筋骨。诸药合用，养血荣筋、强筋壮骨、疏肝活血、通络止痛，共达补肝肾、强筋骨，除湿止痛之功。临床治疗时应随证加减。

5. 骨痹要注重防治结合

（1）避免膝部剧烈运动：对于骨关节病患者，应避免剧烈运动，彭力平教授常说"生命在于运动"，运动是不能缺少的，但必须科学锻炼，根据骨关节疾病轻重程度，根据"运动处方"来治疗，以改善病情、缓解症状。彭力平教授认为，对骨关节炎患者有益的锻炼主要包括散步、伸膝抬腿以及非负重位的关节屈伸活动，如骑自行车、游泳等，要避免参加对关节冲击力大的健身运动，如打篮球、踢足球、打排球等跳跃性及关节屈膝旋转性活动较大的运动。

（2）注意膝部保暖：正如《素问·痹论》中提到："风寒湿三气杂至，合而为痹也。"冬天或夏天长时间在空调房里，人体易感受风寒湿等外邪，外邪侵袭肌腠经络，滞留于关节，导致气血痹阻，而发为痹证。如为寒邪，寒主收引，血管收缩，不通则痛，寒邪侵袭关节，特别容易诱发膝骨关节炎。所以彭力平教授特别注意健康教育，告知患者应注意膝部保暖，正所谓营卫相合，气血通畅，通则不痛。如冬天寒冷，女性不应刻于求美而裸露膝部，致使膝部受寒。

四、姚志城

（一）基本情况及特长介绍

姚志城，北京中医药大学深圳医院（龙岗）骨伤科副主任中医师，医学硕士，在职博士，深圳市中医药学会科普专业委员会副主任委员，深圳市中医药学会运动专业委员会常委，广东省中医药学会运动专业委员会委员，深圳市保健科技学会骨质疏松专业委员会委员，深圳市健康教育科普专家团专家、龙岗区健康科普讲师团成员、深圳市第三届"健康深圳大讲堂"特聘专家。深圳市第四批名老中医药专家学术经验继承人，师承广东省名中医彭力平教授。

曾获得深圳市第二届健康教育技能大赛讲座比赛一等奖；北京中医药大学讲课比赛高级组一等奖。荣获龙岗区护士之友。曾于北京大学第三附属医院（北京大学运动医学研究所）、广州中医药大学第一附属医院、广东省中医院等地进修学习。近年在专业医学杂志上发表10余篇学术论文，以第　负责人主持市、区、高校科研课题4项，参编专著4本。

熟练掌握骨伤科理论知识，具有丰富的临床经验。擅长运用中西医结合方法治疗各种运动损伤性疾病：肩袖损伤、膝关节半月板损伤、膝关节交叉韧带断裂、侧副韧带损伤、踝关节扭伤等疾病。擅长治疗各类关节疾病，如骨关节炎、肩周炎、痛风性关节炎、足球踝等。运用中西医结合方法治疗各类骨折、骨质疏松等疾病。

（二）学术特色的学习与发挥

1. 整体辨证，内外兼治　彭老师在临床诊治过程中，坚持整体辨证，内外兼治。在内治方面，将膝痹病分为气滞血瘀、寒湿痹阻、湿热阻络、肝肾亏虚四型。在外治方面，彭老师根据自己的临床经验总结出三种外用膏药进行辨证外敷，消瘀散外敷治疗气滞血瘀型、通痹散外敷治疗寒湿痹阻型、解毒散外敷治疗湿热阻络型的膝痹病。这充分体现了"外治之理即内治之理，外治之药亦即内治之药，所异者法耳。"在踝关节扭伤等筋伤方面，彭老师同样注重对于外用药物的使用。他认为，跌打扭伤，受力多由外向内，于伤处给药，能够直达病所。

跌打扭挫伤多由外伤所致，病在局部，但彭力平老师认为伤情多外重内轻，但需从整体辨证、从气血辨证。本病多血瘀、气滞，治疗以活血通络、行气止痛为主。从气血而论，需贯穿骨伤治疗的整个过程。

2. 以筋代骨，筋骨并重　《灵枢·终始》指出，骨伤的治疗原则为"在骨守骨，在筋守筋"。筋络骨，骨连筋，骨断必伤及筋，筋伤则骨不稳。在治疗骨伤疾病时一定要重视"筋"的作用。

彭力平老师认为手法整复、小夹板外固定充分体现了"筋骨并重"的治疗理念，应坚持运用手法整复、小夹板外固定的传统治疗骨折的方法。现代的骨折整复手法通常包括手摸心会、拔伸牵引、旋转屈伸、提按端挤、摇摆触碰、夹挤分骨、折顶回旋、按摩推拿。其中拔伸牵引是正骨的重要步骤，用于克服肌肉的拮抗力来矫正患肢的短缩，恢复肢体长度，在任何手法复位前一定要注重拔伸牵引这一步骤。推拿按摩则是正骨后的"理筋"手法，调理软组织，使扭转、屈曲的肌肉、肌腱随骨折的复位而舒展通达。在手法整复过程中，必须重视拔伸牵引和推拿按摩。

在膝痹病的治疗过程中，彭老师认为"以筋代骨"理论指导下的推拿疗法能够通过干预关节软组织，继而带动骨功能的改善，是前人"筋骨并重，筋为骨用"的传承与发展。学生在老师的指导下，采用的推拿手法，基于"以筋代骨"理论，施术部位主要为足太阴脾经、足阳明胃经循行线，以及患侧膝关节周围的重点穴位，其中点、按、揉、散等手法能疏通局部气血，改善血液循环，调节新陈代谢，促进炎性物质的吸收和消退；拿、捏、分、捻等手法能放松患部肌肉，缓解肌肉痉挛；抖、推、屈伸等手法能松解关节、肌肉、韧带之间的粘连，恢复关节弹性，降低关节压力，有助于关节液流通，发挥其润滑作用，使经络通、气血畅而疼痛除，正如《医宗金鉴·正骨心法要旨·外治法》云："按其经络，以通郁闭之气，摩其壅聚，以散瘀结之肿，其患可愈。"

3. 传承精华，守正创新　在临床诊疗过程中，彭力平老师常常教导学生，我们要不断挖掘中医药宝库，不断总结前人的经验，传承精华；同时认识前人的不足，与时俱进，加以创新。

桡骨远端骨折是骨伤科临床最常见的骨折之一，初期容易引起肢体肿胀、起疱、疼痛，严重的影响腕关节的功能活动；晚期引起腕关节僵硬、活动时疼痛，手指麻木等情况。甚至会引起腕管综合征及筋膜间室综合征的发生。小夹板外固定是一种弹性固定方式，符合"动静结合"的骨折治疗原则，贴合现代微创理念，它通过绷带、夹板、压垫等把骨折远近端组成一个局部外固定力学系统，借助绷带的约束力、夹板的杠杆力、压垫的效应力等起作用。但临床上无法维持恒定的力量来维持夹板的固定效果，需要经常进行调整。为让小夹板起到固定效果，同时避免引起不必要的并发症，彭力平老师带领团队发明了恒力小夹板，能够改善桡骨远端骨折患者早期肿胀、压疮、疼痛的临床症状，以及降低夹板调整次数，有利于骨折及腕关节功能的恢复。

彭力平老师在总结古人治疗脊柱骨折的方法"双踝悬吊法""攀索叠砖法""攀门拽仲法"等基础上，发现古人的治疗方法存在一些弊端，容易造成医疗意外，也会加重患者疼痛，结合自己的临床经验，发明了"胸腰椎复位床托"，在床垫中加入弧形托板并能手动升降，既保证托板的良好性状，又能准确、方便地控制托具的高度，还能避免托板的滑移，床垫的侧倾功能又方便翻身护理，使垫枕器械得到了全方位的完善。

4. 衷中参西，中西结合 彭力平老师始终坚持"衷中参西，能中不西，中西结合"的原则。例如膝痹病患者，需要采用阶梯治疗。早期注重宣教，合理控制体重，加强功能锻炼等，采用非手术疗法治疗，突出中医特色，予牛膝醇提液透入疗法、"以筋带骨"推拿等治疗，同时可服用临床经验方六味骨痹丸，往往收效甚佳。非手术疗法无效者，可予小针刀、臭氧注射等微创治疗，也可以采用关节镜治疗，对退变的软骨碎屑和增生的滑膜进行清理，对损伤的半月板进行修复，达到部分治疗的目的。晚期的膝痹病，根据适应证采用胫骨截骨术或单髁置换术，出现多间室损伤者，选择全膝关节置换术。在围手术期可予中药汤剂口服，预防深静脉血栓，促进局部肿胀消退。

5. 加强科普，重视"治未病"　中医重视"治未病"，讲究未病先防。为了让更多的居民了解健康常识，彭老师将深奥的专科知识简化成通俗易懂的语言，通过宣传栏、报纸、电台、电视、互联网（如公众号）以及直面社区、单位群众等形式进行丰富多彩的健康教育宣讲。健康教育宣讲的内容包括了身体锻炼、保养常识、常见疾病防治等等。彭教授还编写出版了健康科普专著《交通创伤急救》，为广大驾驶员普及交通损伤的基础救治常识和技术。彭老师将健康教育当作日常工作的一部分，通过不懈努力，扩展了医疗服务的范围，将健康工作的实施节点提到了患者就医之前，有效提高了民众的健康水平。在彭老师的指导下，我也经常性地参与健康教育工作，尤其是通过新媒体途径开展宣传，受到了群众的欢迎。

学研风采

学医经历

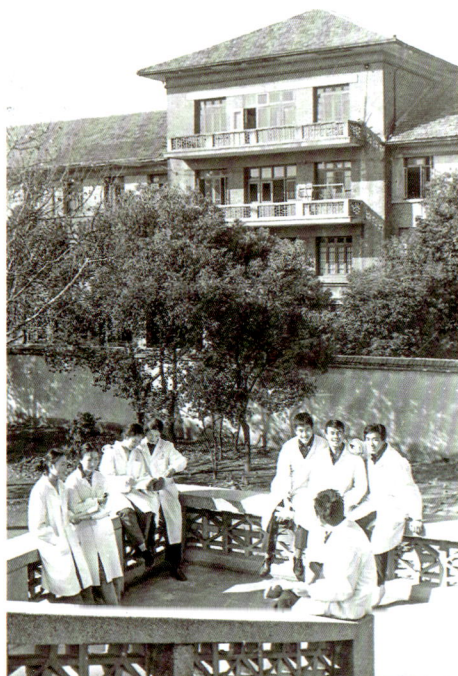

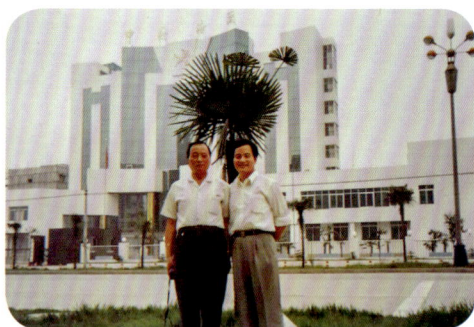

与师承学习项目导师孙材江教授合影

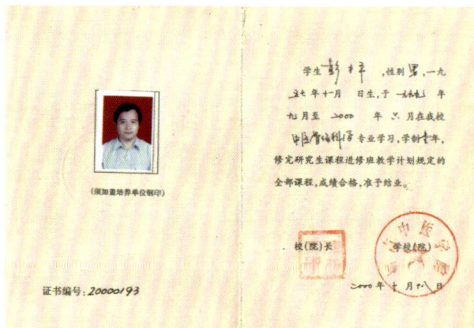

大学校园读书讨论（作者于后排右3）　　"研究生课程进修班"学习结业

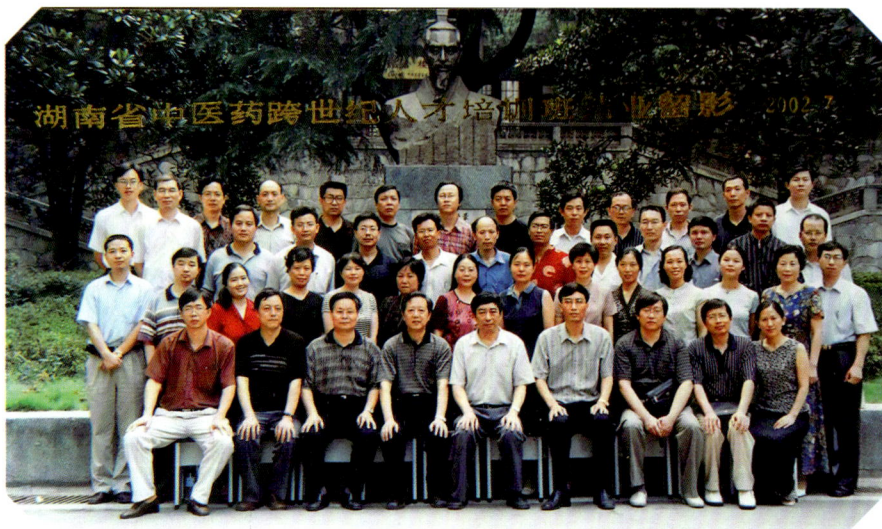

参加"湖南省中医药跨世纪人才培训班"学习结业（3排左1）

医疗实践

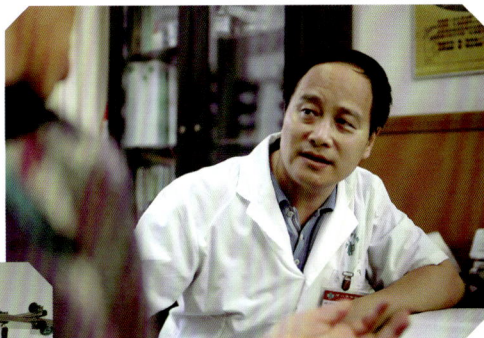

门诊接诊患者

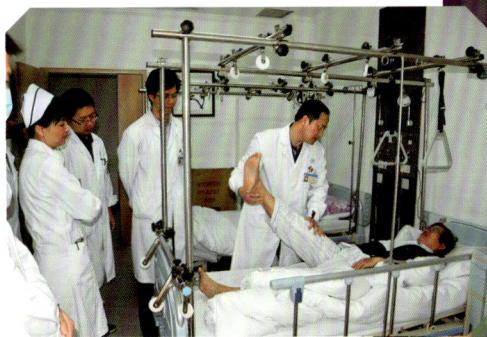

三级查房

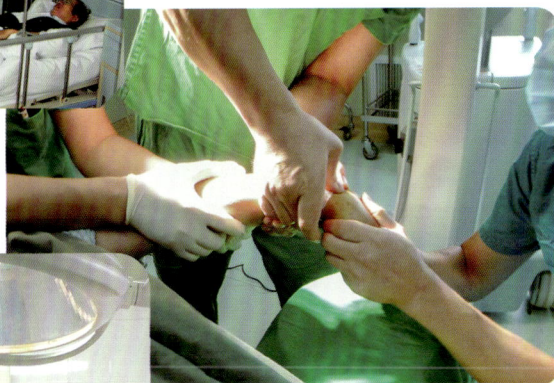

骨折手法复位

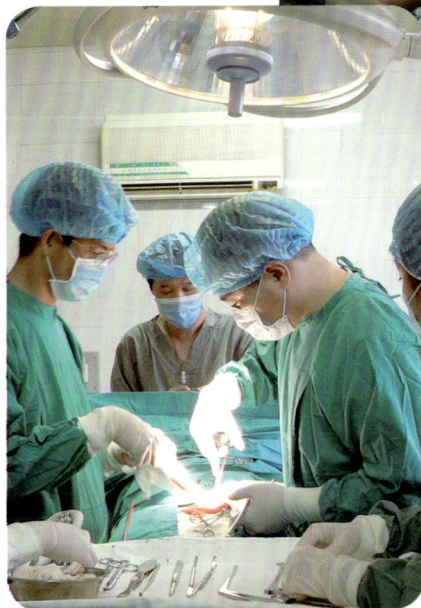

脊柱手术

守正创新

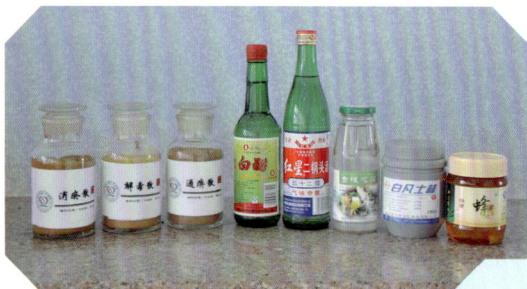

◀ 系列中药外敷经验方散
　剂及调敷剂

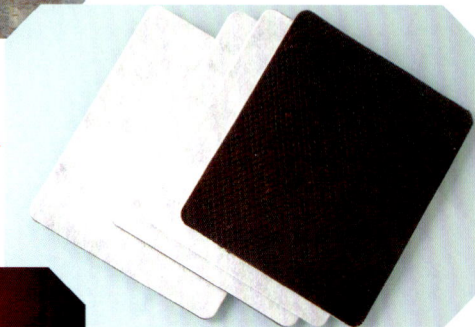

"消瘀散"剂型改良为巴布剂 ▶

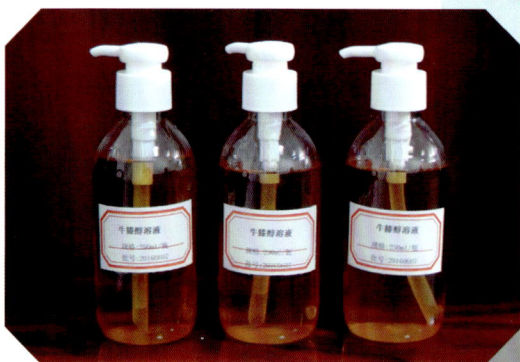

◀ 用于中药定向透药的
　经验方"牛膝醇溶液"

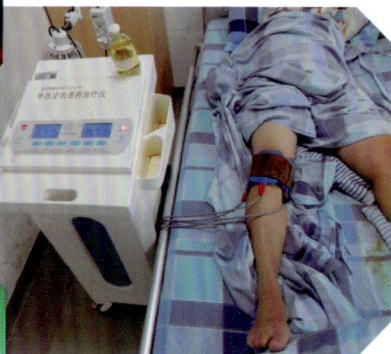

用"牛膝醇溶液" ▶
定向透药治疗中

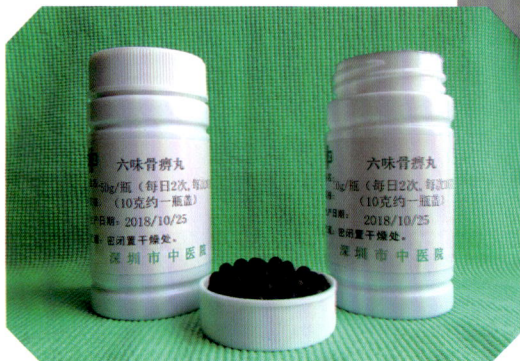

◀ 治疗骨痹经验方
　"六味骨痹丸"

发明专利

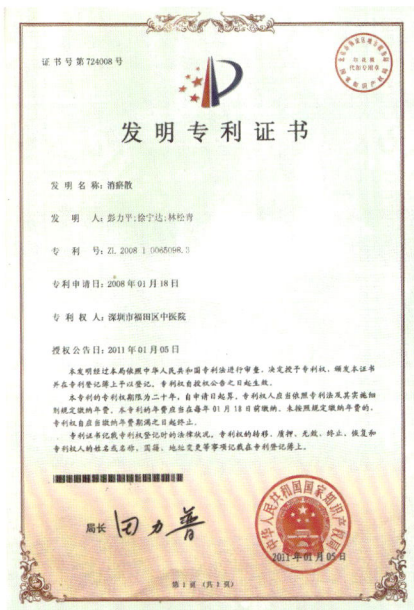

消瘀散获国家发明专利

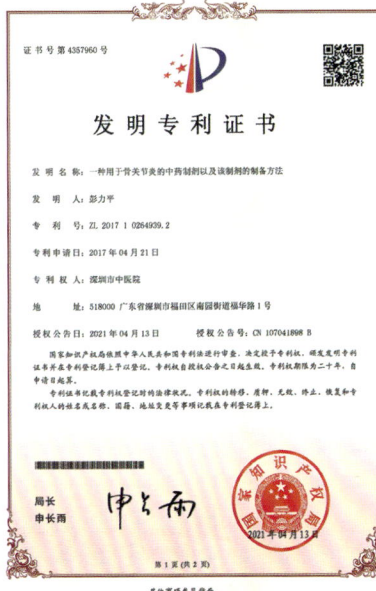

六味骨痹汤获国家发明专利

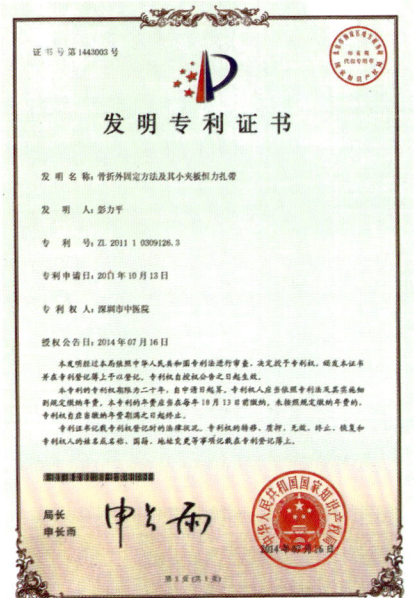

夹板恒力扎带获国家发明专利

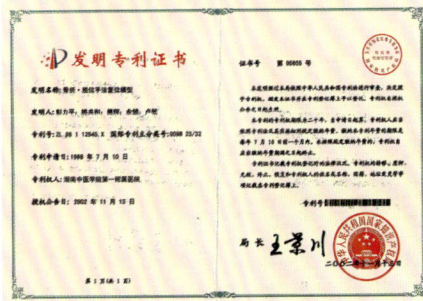

骨折、脱位手法复位模型获国家发明
专利

教书育人

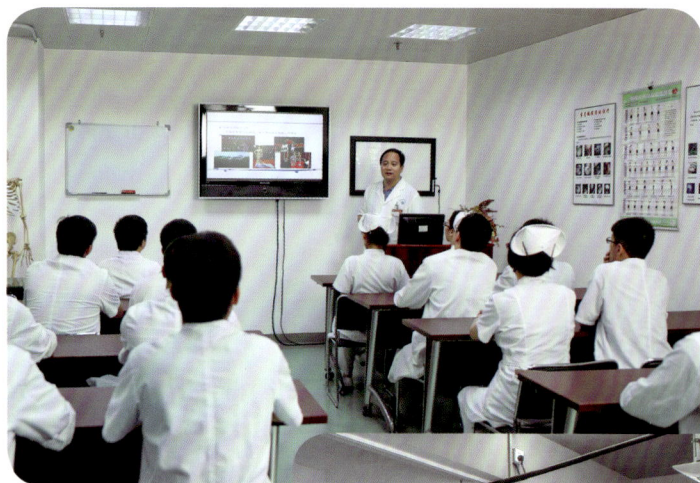

◀ 科内医护
人员小讲课

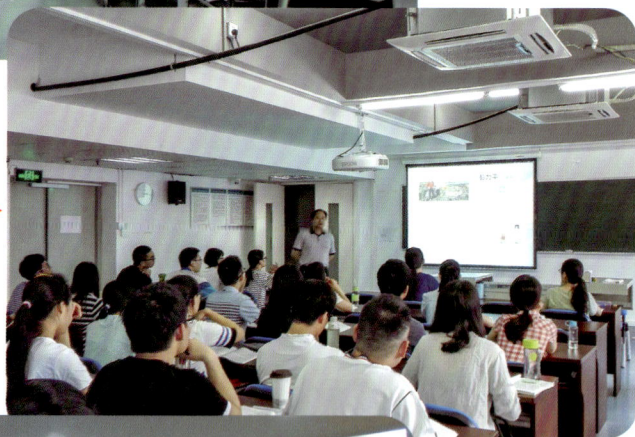

本科临床专业 ▶
课程授课

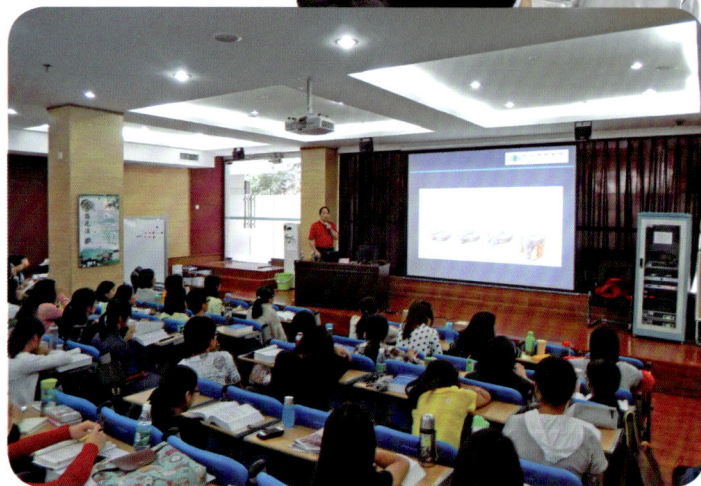

◀ 深圳西学
中班讲授

著书立说

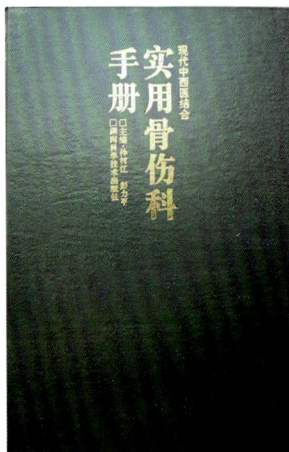

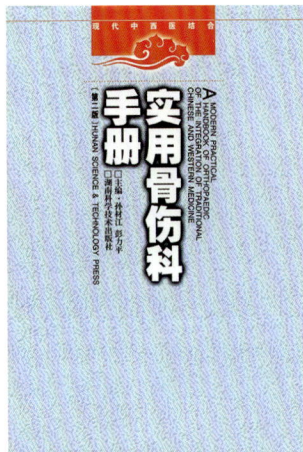

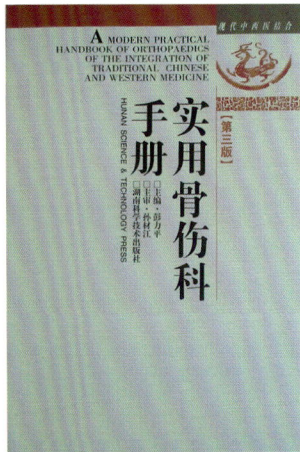

《现代中西医结合实用骨伤科手册》1 ～ 3 版

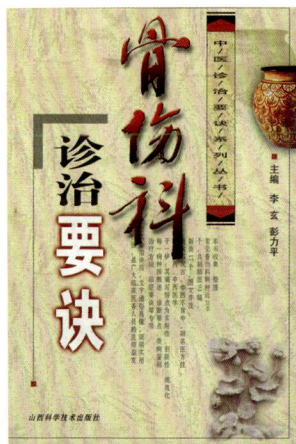

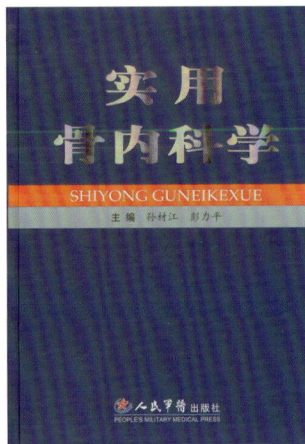

《骨伤科诊治要诀》　　　　《实用骨内科学》　　　　《骨伤科疾病中医特色疗法》

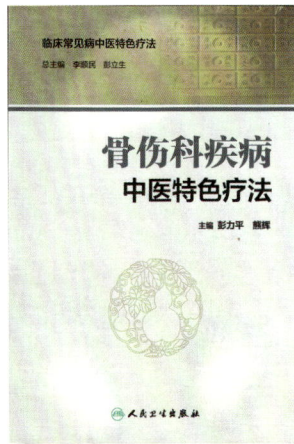

七、荣誉褒奖

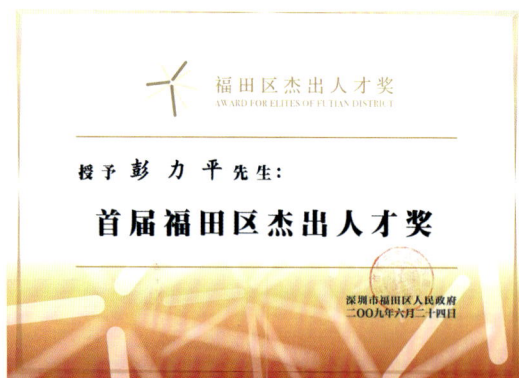

深圳市福田区人民政府授予"首届福田区杰出
人才奖"

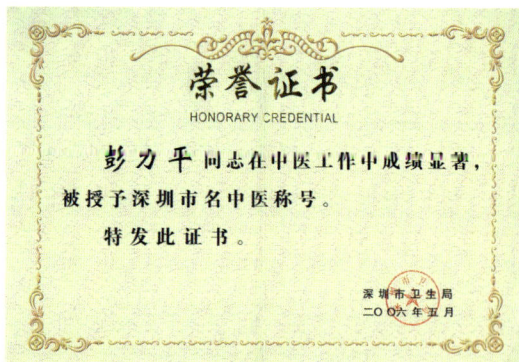

深圳市卫生局授予"深圳市名中医"称号

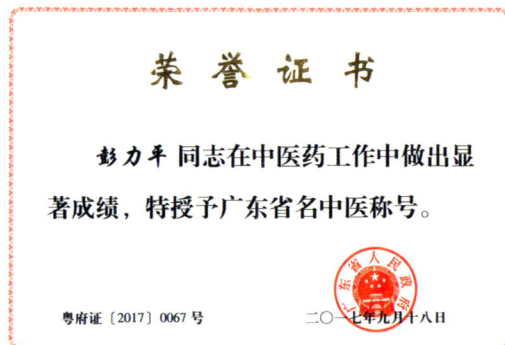

广东省人民政府授予"广东省名中医"称号